本书获北京交通大学教育基金会健康中国教育基金资助

课题组（按姓氏笔画排序）

组　长　荆竹翠

成　员　文　威　曲艾欣　宋梦薇　张　艺　胡帆帆　袁　闻

iHC 北京交通大学健康中国研究院
Beijing Jiaotong University Institute of Health China

中国健康指数报告

China Health Index Report

荆竹翠／编著

社会科学文献出版社
SOCIAL SCIENCES ACADEMIC PRESS (CHINA)

目　录

第 1 章
导 言

1.1 建设健康中国是国家的宏伟战略

健康是促进人的全面发展的必然要求,是经济社会发展的基础条件。实现国民健康长寿,是国家富强、民族振兴的重要标志,也是全国各族人民的共同愿望。党和国家历来高度重视人民健康。

新中国成立特别是改革开放以来,我国健康领域改革发展取得了显著成就,城乡环境明显改善,全民健身运动蓬勃发展,医疗卫生服务体系日益健全,人民健康水平和身体素质持续提高。同时,工业化、城镇化、人口老龄化、疾病普遍化、生态环境及生活方式变化等,也给维护和促进健康带来一系列新的挑战。健康服务供给总体不足与需求不断增长之间的矛盾依然突出,健康领域发展与经济社会发展的协调性有待增强,这需要从国家战略层面统筹解决。

自十八届五中全会以来,"健康中国"正式写入"十三五"规划相关议题,"健康中国"上升为国家战略。党的十九大报告也在"提高保障和改善民生水平,加强和创新社会治理"部分,明确指出"实施健康中国战略"。

推进健康中国建设,是全面建成小康社会、基本实现社会主义现代化的重要基础,是全面提升中华民族健康素质、实现人民健康与经济社会协调发展的国家战略,是积极参与全球健康治理、履行《2030 年可持续发展议程》国际承诺的重大举措。未来 15 年,是推进健康中国建设的重要战略机遇期。经济保持中高速增长将为维护人民健康奠定坚实基础,消费结构升级将为发展健康服务创造广阔空间,科技创新将为提高健康水平提供有力支撑,各方面制度更加成熟、更加定型将为健康领域可持续发展构建强大保障。

"人民对美好生活的向往，就是我们的奋斗目标。"党的十八大以来，以习近平同志为核心的党中央，把人民身体健康作为全面建成小康社会的重要内涵，从维护全民健康和实现国家长远发展出发，身体力行、率先垂范，正在铺设一条以人民为中心的"健康之路"。习近平总书记强调："要倡导健康文明的生活方式，树立大卫生、大健康的观念，把以治病为中心转变为以人民健康为中心，建立健全健康教育体系，提升全民健康素养，推动全民健身和全民健康深度融合。"① 没有全民健康，就没有全面小康。把健康列为小康的组成部分，更能体现出我们社会的文明进步。

"健康中国"不是一个口号，也不是一串数字，我们要深入了解建设健康中国的背景和意义。

第一，建设健康中国彰显我国战略发展新理念。当前我们正处于全面建成小康社会的关键期，转变发展方式、深化改革啃硬骨头、补齐社会发展短板，爬坡过坎，迫在眉睫。健康是促进人的全面发展的必然要求——没有全民健康，就没有全面小康，因此需要将健康融入所有政策，人民共建共享，努力全方位、全周期保障人民健康。要把"全面""共享""绿色"等思想理念贯穿于建设健康中国战略部署中，凸显以人为本。

第二，建设健康中国要树立"大健康"理念。当前我国医药卫生体制改革已进入深水区，通过深化医药卫生体制改革、完善医疗卫生服务体系、解决群众看病就医问题，无疑是建设健康中国的要义所在。需要指出的是，建设健康中国不仅仅是解决看病的问题，更要把以治病为中心转变为以人民健康为中心，树立"大健康"理念，将健康融入所有政策。

第三，建设健康中国是我国现阶段发展的必然要求。随着国民生活水平的提高以及人口老龄化的到来，人们对于就医、健身、养老、旅游、环保等与健康相关的需求越来越多，建设健康中国正当其时。此外，当前我国正处于脱贫攻坚的关键时期，因病返贫成为其间一大障碍。改善贫困地区的卫生

---

① 习近平：《习近平谈治国理政》（第二卷），外文出版社，2017，第372页。

与健康状况，加大医疗扶贫力度，对"健康中国"战略的实施提出了要求。

第四，建设健康中国是增强国际竞争力的有力手段。如今健康产业已成为全球最大的新兴产业之一，各个国家对于健康产业发展的重视从卫生投入占 GDP 的比例可见一斑。"健康中国"将从大健康、大卫生、大医学的高度出发，突出强调以人的健康为中心，将战略的实施融入经济社会发展进程中，通过综合性的政策举措，实现健康发展目标。全医疗卫生行业等健康领域行业的蓬勃发展将带动第一、第二产业的发展，从侧面提升我国在国际舞台上的影响力。

健康是一切之本。全面建成小康社会亟待一个更加健康的中国。在这样的时代背景下，我们的研究也更具有现实意义。构建中国各省、自治区、直辖市健康指数年度报告既是时代发展的要求，也是现实实践的迫切需要。

1.2 建设健康中国需构建综合评价体系

健康中国的建设离不开各省、自治区、直辖市的健康建设与发展。各省、自治区、直辖市是推动中国经济新常态下持续健康发展，实现人民美好生活的载体。健康建设具有一定的复杂性、艰巨性和长期性。这是一个复杂的系统，涉及政治、经济、文化、管理、规划、建设、工程等诸多学科门类，又涉及不同的利益主体，需要跨学科的综合研究与整合。因此，正确开展各省、自治区、直辖市的健康建设需要构建一个符合各地方发展阶段、发展目标及与人口、资源、环境相协调的科学的指标体系来进行客观的评价，从而引导各省、自治区、直辖市的健康建设与发展。

在本研究报告中，构建综合评价指标体系的总体目标是要有合理的设计和较强的可操作性，使得健康建设这个抽象且不易衡量的复杂系统变得可理解、可量化、可评估，让各省、自治区、直辖市的政府能够定期了解本区域当前处于全国健康建设中的何种水平，相较高水平健康建设省、自治区、直辖市乃至是高水平健康建设国家还有多少距离，未来应如何投入发展，以期为各地方区域的健康规划、建设和管理决策提供数据支持。

（1）目标指引：让管理决策部门明确健康建设的发展方向。通过构建综合评价指标体系为城市的健康建设指明发展方向和提供衡量指标，突出健康建设的区域特点。健康指数的建立就是为了响应国家战略发展要求，为各省、自治区、直辖市的健康建设提供依据和参考。在健康指数报告当中，我们将通过研究健康城市的建设背景与发展意义，梳理健康城市建设的国内外典型范例，从中总结出可借鉴的经验与办法，为健康城市建设的发展方向提供理论参考。

（2）进展评估：让管理决策部门了解当前本省、自治区、直辖市健康建设的前进阶段与进展情况。健康指数体系的构建是对健康中国建设宏观战略目标的具体化，对指导实践有重要意义。健康领域的发展是一个混杂繁复的过程，牵涉如教育、住房、交通、城市绿化等多个城市运作系统的综合表现。而建设健康城市是适应中国经济社会发展新形势、满足人民群众健康新需求的必然要求，是新型城镇化建设的重要内容，对实现健康中国的发展目标具有重要意义。越来越多国家层面的政策陆续出台，既体现了国家对健康城市建设的高度重视，也标志着我国健康城市建设的顶层设计正在逐步展开，并且日趋完善。系统化的指标体系能够帮助明确健康城市的进展阶段，有利于促进城市的合理化建设和提升其持续改善能力。

（3）矫正方向：让管理决策部门清楚健康建设的不足之处，以进一步指导地方健康建设向着正确的方向发展。建设健康中国无疑是一项复杂、艰巨和长期的任务，在此过程中，必然会出现阶段建设目标偏移、政策条目落地难等问题。一切的内外部干扰因素都可能使得健康建设方向脱离原定正确轨道，因此需要一个集约化、有序化和具体化的指标体系来矫正、指明发展方向，使得各省、自治区、直辖市等政府能够结合自身实际更新运行方案。可以说，各省、自治区、直辖市的健康建设是中国实现全面建设小康社会必不可少的一环，通过构建各省、自治区、直辖市的健康建设指标体系能保障发展方向的正确性和任务要求实施的可靠性，使得各省、自治区、直辖市的健康建设与"健康中国"战略有一致的目标和有效的着眼点。

构建中国各省、自治区、直辖市健康综合评价指标体系不仅对本国健康建设具有重要指导意义，同时也能够为其他发展中国家或有类似国情的国家提供参考。随着中国国际地位的不断提升，"一带一路"倡议的深入推广，我国在各健康领域开出的"中国药方"获得了全球范围内多国的学习借鉴与认可。在健康中国的建设过程当中，虽然我国较一些国家起步晚，但我们充分结合了自身的"中国特色"，取得了较优异的阶段性成果。我们希望，通过中国各省、自治区、直辖市健康指数报告的撰写，整合中国健康城市的发展历程，完善评价指标体系，为在未来实现"健康中国"的宏伟战略提供有益参考与有效助力。

第 2 章
国内外健康城市建设相关研究

2.1 健康城市的含义

世界卫生组织（WHO）在 1994 年给健康城市的定义是："健康城市应该是一个不断开发、发展自然和社会环境，并不断扩大社会资源，使人们在享受生命和充分发挥潜能方面能够互相支持的城市。"上海复旦大学公共卫生学院傅华教授等提出了更易被人理解的定义："所谓健康城市是指从城市规划、建设到管理各个方面都以人的健康为中心，保障广大市民健康生活和工作，成为人类社会发展所必需的健康人群、健康环境和健康社会有机结合的发展整体。"

建设健康城市，是在 20 世纪 80 年代面对城市化问题给人类健康带来的挑战而倡导的一项全球性行动战略。世界卫生组织将 1996 年 4 月 2 日世界卫生日的主题定为"城市与健康"，并根据世界各国开展健康城市活动的经验和成果，公布了"健康城市 10 条标准"，作为建设健康城市的努力方向和衡量指标。具体标准如下：

（1）为市民提供清洁安全的环境。

（2）为市民提供可靠和持久的食品、饮水、能源供应，具有有效的清除垃圾系统。

（3）通过富有活力和创造性的各种经济手段，保证市民在营养、饮水、住房、收入、安全和工作方面的基本要求。

（4）拥有一个强有力的相互帮助的市民群体，其中各种不同的组织能够为了改善城市健康而协调工作。

（5）能使其市民一道参与制定涉及他们日常生活，特别是健康和福利的各种政策。

（6）提供各种娱乐和休闲活动场所，以方便市民之间的沟通和联系。

（7）保护文化遗产并尊重所有居民（不分其种族或宗教信仰）的各种文化和生活特征。

（8）把保护健康视为公众决策的组成部分，赋予市民选择有利于健康行为的权利。

（9）做出不懈努力争取改善健康服务质量，并能使更多市民享受健康服务。

（10）能使人们更健康长久地生活和少患疾病。

我国的《全国健康城市评价指标体系（2018 版）》紧扣我国健康城市建设的目标和任务，旨在引导各城市改进自然环境、社会环境和健康服务，全面普及健康生活方式，满足居民健康需求，实现城市建设与人的健康协调发展。该指标体系共包括 5 个一级指标、20 个二级指标、42 个三级指标，能比较客观地反映各地健康城市建设工作的总体进展情况。一级指标对应"健康环境""健康社会""健康服务""健康人群""健康文化"5 个建设领域，二级和三级指标着眼于我国城市发展中的主要健康问题及其影响因素。

综合国际和国内的定义与指标要求，健康城市建设是一项促进国家发展、保障人民身心健康、提升人民幸福感与获得感的重要战略。健康不仅仅是外部的健康，还包括居住在城市中人们的心理健康。加拿大的温哥华、澳大利亚的悉尼、中国的苏州和上海都在健康城市的建设中取得了一定的成就，本章将研究对比这四座城市的健康城市建设从而对中国整体的健康指标评价体系提供借鉴和参考。

2.2 国外健康城市建设的相关研究

2.2.1 温哥华

2.2.1.1 温哥华城市概况

加拿大温哥华的健康城市策略是世界范围内类似案例的典范。之所以选择加拿大的温哥华作为典型案例的研究对象，是因为加拿大与健康城市建设的关系极为密切。1986 年，第一届健康促进国际会议就在加拿大的渥太华举行，在之后的三年中加拿大逐步建立起了指导健康城市建设的标准和建议，以期帮助世界范围内的各大城市进行城市健康层面的建设和发展。温哥华便是典型城市之一。

温哥华是加拿大南部的海滨城市，是加拿大第三大城市。它三面环山，一面傍海，终年气候温和、湿润，环境宜人，以丰富的人文资源著称，是加拿大著名的旅游胜地，也是目前世界上最适宜人居住的城市之一。

2.2.1.2 温哥华的健康城市策略指标体系

温哥华的健康城市策略（Health City Strategy）于 2014 年启动。温哥华政府希望通过有效的健康城市建设策略改善现有情况，让所有市民的身心健康得以可持续发展。通过专家评议，经过多方面的公众参与研讨，搜集了众多有效信息，确立了 2014～2025 年的建设目标——通过强有力的、全面的框架，13 个建设项目以及多项战略目标，打造健康的居住环境和社区，并提出了达成目标的一系列评价指标（见表 2-1）。

从温哥华的健康策略中，我们可以看到温哥华进行的健康城市建设涵盖了城市发展、居民生活的方方面面，如儿童健康、基础教育、住房保障、市内交通、安全出行等。同时其也注重居民精神层面的建设，如终身学习的支援、关系网络的构建、文化艺术的参与度等。温哥华的健康策略包含范围广又切实可行，这也是其健康城市建设取得巨大成就的重要原因。

表2-1 温哥华健康城市建设项目、目标及评价指标

项目	2025年目标	评价指标
好的开始	温哥华的儿童有最好的享受童年生活的机会 85%的温哥华儿童在进入幼儿园时的发育状况已经达到上学的要求	1. 对学校准备就绪 2. 贫困儿童数量 3. 符合资质的有质量、可负担、易获取的儿童教育
每个人的家	很多经济适用房可供所有温哥华人选择 1. 到2025年消除无家可归人口 2. 到2025年建成2900套辅助性住房，5000套新社会住房	1. 每户每月在住房上的花费超过月收入的30% 2. 有庇护与无庇护的无家可归人员 3. 新辅助性、社会性、安全租赁和第二套租赁住房单元
提供好的饮食	温哥华有一个健康的、合理的、可持续的食品体系 到2025年,将城市范围及社区的食品资产至少比2014年提高50%	1. 食品资产 2. 社区食品网络 3. 加拿大国家营养食品篮子工程的健康成本
人口健康服务	温哥华居民享有平等的获得高质量社会、社区和健康服务的条件 1. 所有温哥华居民与家庭医生联网 2. 温哥华居民在需要时可以获取的健康服务的百分比,在2014年基础上提高25%	1. 与家庭医生和主要医保供应商的联网 2. 靠近"社区枢纽"(图书馆、社区中心、邻居住房) 3. 需要时可获取的服务
减少分化幸福工作	温哥华居民有足够的收入满足日常基本需求,同时有很多健康的工作机会 1. 减少75%的城市贫困率 2. 每天至少达到3%的中位数收入增长	1. 低收入个体 2. 中位数收入 3. 收入分布 4. 贫困工作人口 5. 生活工资 6. 工作质量
安全感和融入感	温哥华是一座安全的城市,居民感到有保障 1. 让温哥华居民的归属感提高10% 2. 让温哥华居民的安全感提高10% 3. 通过每年减少暴力和贫困犯罪以及性侵犯和家庭暴力,使温哥华成为加拿大最安全的主要城市	1. 归属感 2. 安全感 3. 报告犯罪率

续表

项目	2025 年目标	评价指标
培养联系网	温哥华居民联系并参与到相关的各个空间和地点	
	1. 每个温哥华居民都至少有 4 个联系人,在他们需要的时候可以寻求帮助 2. 市投票出席人数超过 60%	1. 社会支持网络规模 2. 信任感 3. 志愿服务 4. 市投票出席率 5. 原住儿童寄养
动感生活,走向户外	温哥华居民参与充满活力的生活,同时有着独一无二的接近大自然的资源	
	1. 到 2025 年,所有温哥华居民的住所距公园、绿色步道或其他绿色空间步行在 5 分钟内 2. 到 2025 年,将温哥华 15 岁以上居民达到加拿大体育活动指导原则的数量,在 2014 年的基础上提高 25%	1. 达到加拿大体育活动指导原则的居民 2. 公园委员会一卡通使用 3. 居民居住地距离公园或其他绿色空间不超过 5 分钟步行路程(400 米) 4. 树冠覆盖率
终身学习	温哥华居民有平等的获取中心学习和发展的机会	
	将终身学习的参与人数,在 2014 年的基础上提高 25%	1. 互联网接入 2. 阅读习惯 3. 参与学习活动或项目 4. 原住民高中毕业及高等教育完成率
表达自我	温哥华有一个多样性的、蓬勃的文化发展生态,它丰富了每一个居民和旅游者的生活	
	将公共参与和社区参与艺术和文化的人数,在 2014 年的基础上提高 25%	1. 参与艺术与文化活动 2. 艺术家和文化工作者 3. 创意空间和地点
随意走走	温哥华提供安全、有活力和便利的条件,让人们可以享受在城市徜徉	
	到 2025 年,让步行、自行车和公共交通变成主要的(超过 50%)交通方式	1. 可持续交通模式共享 2. 有效交通出行数量 3. 交通相关死亡事故
乐在其中	温哥华居民可以享受平等的健康环境,并乐在其中	
	1. 在《最绿色城市实施方案》里增加生态多样性的目标和有毒物质预防目标 2. 温哥华每一个社区的步行指数都不低于 70	社区步行指数
全民健康城市的合作导力	公共、私人和民事部门的领导通过协同合作的方式,不断推进建设一个健康的温哥华的目标	
	在第二阶段中,将实施 90% 的"人人行动"	1. 参与健康城市领导力合作会议 2. "人人行动"的实施 3. 广泛合作评价

资料来源:约什·韦恩伯格、荆晶、王微:《加拿大温哥华健康城市规划研究》,载王鸿春主编《北京健康城市建设研究报告(2015)》,社会科学文献出版社,2015。

2.2.1.3 温哥华健康城市建设的特点

温哥华的健康城市规划有非常鲜明的特点。首先是对主要挑战或者问题进行准确判断。温哥华在城市发展中由于人口的急剧增长面临着交通拥堵、空气污染等问题，这些问题对于健康城市的建设是非常大的阻力。温哥华在健康城市规划中找准痛点，改善城市内交通设施，通过倡导绿色出行、增加城市植被覆盖率保护城市环境，改善城市居住境况。其次是对现有政策进行评估并做好各方面的协调配合。2009 年，温哥华出台了《温哥华 2020：一个明亮绿色的未来》，该报告在绿色经济和绿色工作、更绿的社区及人类健康三大领域提出了十项远期目标，致力于将温哥华打造成为世界上最为绿色环保、健康宜居的生态城市。同时，温哥华出台了该文件相应的具体化文件——《温哥华最绿城市行动规划 2020》。温哥华在进行健康城市策略规划当中也重点参考了现有的政策，结合生态城市建设的目标和要求制定相应的策略。这样的方式不仅可以维护现有政策的有序推行，同时也有利于新的政策或者策略的健康发展。除此之外，温哥华市政府对于该政策的大力支持以及充足的资金投入，都保障了健康城市建设策略的有效落实。

2.2.2 悉尼

2.2.2.1 悉尼城市概况

悉尼位于澳大利亚东南沿海，是澳大利亚第一大城市，也是澳大利亚经济、金融、航运和旅游中心，是世界著名的国际大都市。英国《卫报》把居民健康状况作为评判标准，在世界范围内选出了 5 座最健康的城市，悉尼荣登榜首。悉尼除了优越的地理位置之外，能够获得如此殊荣与其城市建设和规划是分不开的。

悉尼在全球气候变暖和全球厄尔尼诺现象的影响下，以能源短缺等世界性问题为前提条件，经过广泛征求市民意见先后出台了《悉尼 2030 战略规划》《悉尼当地环境规划 2012》《社区战略规划 2014》等一系列相关政策，这些政策对于悉尼市的城市建设以及健康城市的建设都有着举足轻重的意义。

2.2.2.2 《悉尼2030战略规划》与健康城市建设

《悉尼 2030 战略规划》不仅是悉尼市城市建设的战略指导，同时也契合了悉尼市健康城市建设的现状。在"战略规划"中，悉尼提出了三大愿景——"绿色""全球化""网络化"。"绿色"是《悉尼 2030 战略规划》的第一愿景，健康的环境是健康生活的基础，也是健康城市构建的重要因素。"绿色"也正是健康环境最为重要的特点和要素。悉尼所指的"绿色"包括城市绿化以及绿色产业和城市的可持续发展，城市的可持续发展包括水资源、电力资源以及其他资源的有效利用。这一点与世界卫生组织（WHO）提出的健康城市标准相契合——为市民提供良好的环境以及可靠的饮水、能源供应等。在健康服务中，悉尼提出了 800 米 "市民活动圈" 和 "绿色畅行通道" 的规划目标，增加市民公共交通适用比例和增加市民骑行及步行比例。这一点不仅可以满足市民对于公共服务的需求，同时也可以完善社区建设，加强公共设施与市民之间的沟通和联系。规划还提到了提升悉尼居民凝聚力的问题，实现"健康社会"的理念，让悉尼大部分居民可以相互信任、互帮互助。只有相互信任的居民群体，才能为构建健康的城市提供可持续发展的动力。对于住房问题和工作问题，规划也提出了相应的目标：注重保障性住房的提供和工作岗位的增加，保障居民的生活、经济收入、安全等方面的需求。

《悉尼 2030 战略规划》不仅是对悉尼可持续发展的指导，更是对悉尼健康城市理念的充分理解与应用。悉尼希望构建健康、稳定、可持续发展的城市，希望能够满足居民各方面的需求，保障城市居民平等享有公共资源的能力，丰富居民生活，发挥城市特色。

2.2.2.3 悉尼健康城市建设的特点

（1）可持续发展和健康城市建设并行。悉尼健康城市建设虽然没有具体的指标体系，但是《悉尼 2030 战略规划》已经明确了健康城市建设的方方面面，既能够保证城市的可持续发展，有利于环境保护，也通过该规划指明了健康城市建设的目标和方向。（2）侧重住房保障、工作机会的提供及交通出行的改善。这一点从规划的各大目标中就可以看出。规划的各个目标与健康城市建设密切相关，具体目标如表 2 - 2 所示。

表 2 - 2 悉尼健康城市建设目标

目标	具体内容	五大战略行动
1	与 20 世纪 90 年代的水准相比,2030 年使温室气体的排放量减少 50%,到 2050 年减少 70%	1. 在悉尼的中心建设一个充满活力的市中心 2. 综合性的悉尼内城交通网络 3. 适宜居住的绿色网络 4. 活动枢纽成为悉尼城市小区社区和交通的核心 5. 转型发展与永续性重建
2	到 2030 年,悉尼有能力通过本地发电满足 100% 本地电力需求,通过本地水源保证 10% 的水供应	
3	到 2030 年,悉尼市内最少会有 138000 套住房(48000 套新增住房),以满足不断增加的不同住户类型需求,包括更多的家庭住房比重	
4	到 2030 年,在所有住房中,悉尼市社会福利性住房将占所有住房的 7.5%,由非营利性机构或其他提供者提供的价格适宜住房占 7.5%	
5	到 2030 年,悉尼至少会有 465000 个就业岗位,其中包括新增的 97000 个就业岗位,其中金融、高级商业服务、教育、创意行业和旅游产业等绿色产业就业岗位份额将增加	
6	到 2030 年,80% 的上班族乘坐公共交通工具上下班,80% 的城市居民在出行时不使用私家车	
7	到 2030 年,至少 10% 的市民市内出行方式为自行车,50% 的出行是步行	
8	到 2030 年,每位居民都能在步行 10 分钟的时间内到达新鲜食品市场、托儿所,享受到保健服务和休闲、社交、学习的基础设施	
9	到 2030 年,悉尼市每位居民会在步行 3 分钟的时间内到达"畅行绿色通道",后者连接海港前滨、海港公园、摩尔和百年纪念公园或悉尼公园	
10	到 2030 年,社区凝聚力和居民社会交往的程度将会增加,至少 45% 的居民会认为大部分人值得信任	

资料来源:赵亚莉、陈苏:《悉尼城市建设规划与健康城市》,载王鸿春主编《北京健康城市建市研究报告(2015)》,社会科学文献出版社,2015,第 262~275 页。

悉尼城市建设规划带给我们四点启示:创新的合作机制和参与机制;社会建设的可持续性;关注社区建设;发展绿色交通,构建多元交通运输网。

2.3 国内健康城市建设的相关研究

2.3.1 上海

2.3.1.1 上海市概况

上海是中国重要的经济、交通、科技、工业、金融、会展和航运中心,是世界上规模和面积最大的都会区之一。上海属亚热带季风性气候，四季分明，日照充分，雨量充沛。气候温和湿润，春秋季较短，冬夏季较长。随着全球城市化的快速发展，快速发展的城市也出现了一系列严重的生态问题，给自然环境和人类健康带来了不利的影响。世界卫生组织于 1986 年提出健康城市运动，世界各国纷纷响应。上海市于 2003 年以整个城市加入健康城市建设中，上海也是中国首批加入健康城市建设的省份。

上海市建设健康城市行动开展已逾 10 年，以每 3 年为一个行动周期，于 2012 ~ 2014 年实施第四轮行动计划。上海市的健康城市建设对我国其他地区的健康城市建设有很重要的借鉴意义。

2.3.1.2　上海市健康城市建设的策略及组织模式

上海市健康城市建设的组织体系由市级和区县两级组成，主要由 14 个市级政府有关部门和 19 个区县政府（2008 年）组成，区县参照市级结构成立了由区县相关政府职能部门组成的健康促进组织。此外，还有一些专业机构和非政府组织的加入，比如院校健康促进研究机构、控烟协会等。行动策略遵循《渥太华宪章》理论，主要从促进健康的公共政策、社会参与、完善卫生服务以及发展个人技能四个方面展开，以"四大任务"和"五个人人"活动为载体，以推进健康社区和健康单位等健康场所的建设为特色，促进环境健康、社会健康和人群健康。上海市健康城市建设体现了政府主导和广泛社会参与的思想。

上海市已经将健康城市建设纳入城市发展规划当中，并且制定了相应的支持政策。首先，从政府的角度积极推进保障健康城市的建设；其次，邀请社会各界广泛参与，包括官方和媒体、各级政府和市民、非政府组织等。提高社会参与度，积极听取各方的意见，让每位市民都能参与到健康城市的建设中来。

2.3.1.3　上海市健康城市建设模式与指标体系

上海市健康城市建设的模式是以健康促进理论——《渥太华宪章》为指导，以实现健康环境、健康社会和健康人群为目标，以健康促进能力建设为手段，通过政府主导、多部门合作和社区参与，全面推进健康城市建设。2003 年至今，上海市已经顺利开展了四轮的健康城市建设，每一轮为期三年。上海市通过每一轮的行动计划逐步深入健康城市建设工作，通过营造健康环境、完善健康服务、保障健康食品、倡导健康行为、"五个人人"的重点活动等主要任务改善群众生产生活环境，提高市民健康素质。

2017年9月，上海市印发了《"健康上海2030"规划纲要》，该纲要描绘了未来15年上海这座城市美好的健康愿景。到2030年，上海要成为全球健康城市的典范。此纲要共有23个主要指标，比国家指标多了10个。上海市健康城市建设指标如表2-3所示。

表2-3　上海健康城市建设指标

领域	指标	2015年	2020年	2030年
健康水平	人均预期寿命（岁）	82.75	保持发达国家水平	
	人均预期健康寿命（岁）	—	≥70	≥72
	婴儿死亡率（‰）	4.58	保持发达国家水平	
	5岁以下儿童死亡率（‰）	6.15	保持发达国家水平	
	孕产妇死亡率（1/10万）	6.66	保持发达国家水平	
	城乡居民达到《国民体质测定标准》合格以上的人数比例（%）	95.8	96	96.5
健康生活	人均体育场地面积（㎡）	1.76	2.4	2.8
	市民健康水平（%）	21.94	≥25	≥40
	参加健康自我管理小组的人数（万人）	35	70	120
	经常参加体育锻炼人数比例（%）	40.8	45左右	46
健康服务和保障	重大慢性病过早死亡率（%）	10.07	≤10	≤9
	常见恶性肿瘤诊断时早期比例（%）	24.2（2013年）	≥30	≥40
	每千常住人口执业（助理）医师数（人）	2.61	≥2.8	≥3.0
	每千常住人口注册护士数（人）	3.12	≥3.6	≥4.7
	每千常住人口全科医师数（人）	0.24	≥0.4	0.5左右
	个人卫生支出占卫生总费用的比重（%）	21	20	20
健康环境	城市空气质量优良天数比率（%）	70.7	≥75.1	≥80
	受污染地块及耕地安全利用率（%）	—	95左右	98左右
	重要水功能区水质达标率（%）	53.3	78	≥95
	建成区绿化覆盖率（%）	38.5	40	42
	主要食品安全总体检测合格率（%）	97	≥97	≥97
	药品质量抽检总体合格率（%）	97.6	≥98	≥98
健康产业	健康服务业增加值占GDP比例（%）	4.6	5.5左右	7.5左右

资料来源：上海市人民政府发布的《"健康上海2030"规划纲要》，2017年9月。

上海市秉承健康优先、改革创新、共建共享的基本原则，将健康理念融入城市建设的方方面面。不断推进健康领域的改革创新，完善以政府为主导、社会广泛参与的健康城市建设机制。上海市的规划纲要主要有以下几方面的特点。

（1）特别增加了市民关注、体现健康水准的 10 个指标，比如预期健康寿命。

（2）增加恶性肿瘤诊断早期比例，开展形式多样的肿瘤防治健康教育，提升公众对于肿瘤核心知识的知晓率。

（3）经常参加锻炼人数达 46%。上海市广泛开展全民健身运动，进一步提高居民身体素质。相应的，到 2020 年要建成 23 个区级体育中心，50 个市民健身活动中心。

（4）打造一批特色医疗中心。到 2020 年，基本建成与上海科创中心建设目标和亚洲医学中心城市定位相符合的临床重点专科学科群，争创 2 家以上国家医学中心、10 家以上国家区域医疗中心、15 个以上国家级临床重点专科。

2.3.2 苏州

2.3.2.1 苏州市概况

苏州是中国首批 24 座国家历史文化名城之一，有近 2500 年的历史，是吴文化的发祥地。苏州作为中国重要的历史文化名城和新兴的工业化城市，在加快推进经济社会全面协调的进程中，同样面临着环境的压力、资源的制约以及城乡人口老龄化、生活方式多样化带来的健康问题。

苏州市健康城市建设自 1999 年起步，历经试点启动、全面发展、项目推动、稳步发展四个阶段，在健康环境、健康社会、健康服务、健康人群等方面开展了系列工作。2003 年，世界卫生组织举行了健康城市地区网络咨询会，成立了健康城市联盟。2004 年，召开了健康城市联盟第一届成员大会，苏州市作为中国唯一的城市代表当选为健康城市联盟执委会委员城市，并获得 2006 年健康城市联盟第二届成员大会主办权。因此，选择苏州作为健康城市案例进行研究具有一定代表性。

2.3.2.2 苏州市健康城市指标体系构成

苏州市健康城市指标体系分核心指标、基本指标和发展指标3个板块122条，核心指标有10条，占8%；基本指标有105条，占86%；发展指标有7条，占6%。

苏州市在进行健康城市的建设中不断总结经验，深入发展。作为引领苏州未来中长期健康建设的行动纲领，《"健康苏州2030"规划纲要》于2017年出台，以"共建共享，全民健康"为主题，突出"大健康"发展理念。其主要内容包括五大重点领域、十项主要行动任务、七大保障措施。具体指标如表2-4所示。

表2-4 苏州健康城市建设指标

领域	指标	2015年	2020年	2030年
健康水平	人均预期寿命（岁）	82.87	83.5	84
	婴儿死亡率（‰）	2.71	保持较好控制水平	保持较好控制水平
	5岁以下儿童死亡率（‰）	3.6	保持较好控制水平	保持较好控制水平
	孕产妇死亡率（1/10万）	4.1	保持较好控制水平	保持较好控制水平
	城乡居民达到《国民体质测定标准》合格以上的人数比例（%）	≥95	≥95	≥95
健康生活	居民健康素养水平（%）	21.3	≥24	≥30
	经常参加体育锻炼人数比例（%）	35.4	≥40	≥45
健康服务和保障	重大慢性病过早死亡率（%）	8.5	≤8.0	≤7.5
	每千常住人口执业（助理）医师数（人）	2.47	≥2.5	≥3.5
	个人卫生支出占卫生总费用的比重（%）	30	≤28	≤25
健康环境	城市空气质量达到优良天数的比例（%）	68.2	≥72.9	持续改善
	地表水省考以上断面达到或优于Ⅲ类比例（%）	58.8	≥60	持续改善
	农村无害化卫生户厕普及率（%）	99.5	99.8	100
健康产业	医疗器械和生物医药产业总规模（亿元）	685.2	2000	4000
	健康服务业总规模（亿元）	—	1500	3000

资料来源：苏州市人民政府发布的《"健康苏州2030"规划纲要》，2017年5月。

2.3.2.3 苏州市城市指标体系构建与国内外城市指标体系对比分析

苏州市城市指标体系建设既突出了城市特点，也结合了世界卫生组织对健康城市建设的要求，通过与世界上其他国家健康城市指标体系构建的对比分析，得出苏州市具有以下几方面特点。

（1）符合世界卫生组织要求，与国际理念相结合。苏州市的健康城市指标体系基本涵盖了世界卫生组织提出的关于健康环境、健康社会、健康服务、健康人群四项重点。

（2）定性与定量相结合。苏州市的指标体系中，以定量指标为主，多数指标可以通过具体数据来反映并以此为衡量依据。

（3）落实到部门责任。苏州市的健康城市指标在落实时也非常注重职责分工和责任落实。每一条指标都明确了责任部门，除各级政府外，共涉及政府的 28 个部门和 1 个社会团体。

（4）突出城市特点，长期短期计划相结合。苏州市健康城市建设指标体系的构建也参照了苏州市委、市政府颁布的《关于建立科学发展评价考核体系的意见》，从中选取居民收入、高等教育毛入学率等指标，使健康城市建设与苏州市城市建设紧密结合。同时，苏州的健康指标体系以三年为一个循环周期，循环渐进，逐步深入。

2.4　借鉴与启示

2.4.1　关于指标体系构建的启示

评价指标体系应该对整个活动有一定的导向性，同时也应该具有衡量的科学性。在不同的时期和不同的城市，指标体系构建应该突出特色，与时俱进。

（1）完善指标体系，提升管理水平。指标体系构建完成后不是一成不变的，需要根据阶段性的评估和总结做出相应的调整，以适应变化的环境。在保证指标体系相对稳定性的基础上，评估体系和指标体系应该随着时代的发展和实践的经验进行及时的更新，剔除不合理的指标，增加符合时代潮流及当地特色的指标。

（2）增加特色指标，保持指标体系动态平稳。不同城市的健康城市建设都应符合其自身的经济社会发展水平、主要健康问题等城市特征，形成独有的城市治理模式。随着健康城市运动的深入，一些更能反映居民自身感受及参与度的指标应加入指标体系之中，比如城市居民夜跑安全感评估，城市居民生活满意度水平等。这些与时俱进的特色指标在贴近人们生活的同时也更能全方位评估健康城市建设的水平和成果。

（3）健全激励机制，重视评估工作。以完善激励机制来推动社会各界参与健康城市建设。建立健康城市示范区、示范点、示范社区，推进健康城市工作的开展，在社区建立志愿者队伍，提供志愿服务。评选建设比较好的社区或者积极参与的个人，增加城市居民的参与度。把健康城市建设变成每个人的事，让大家都能参与其中，在感受健康城市建设、提高城市生活水平的同时也能够贡献自己的力量。

2.4.2　国外健康城市建设的经验借鉴与启示

（1）创新的合作机制和参与机制。比如悉尼的城市建设就积极倡导全民参与城市规划建设，当地社区居民可以参与规划自己的社区，学校的孩子可以参与规划游乐场。

（2）重视公众意见，广泛征求意见。在进行健康城市策略制定时也需要公众的参与，不断征得城市居民的同意为相关策略的实施提供良好的基础。

（3）对问题的精准定位和现状的准确评估。这是保证策略科学性与可实施性的前提，只有以问题为导向才能更好地提供解决方案，并在发展中逐步解决相应的问题。对比国外两座城市的健康城市策略，两者都是在评估自己城市发展现状的基础上做出的，既有发展的前瞻性又有现实的可操作性。

（4）强调科学，体现综合。健康不仅是一项基本权利，更是经济增长和发展的基石。从科学研究角度来看，实施"健康中国"战略，面临着种种新的科学问题，譬如人们需要搞清楚气候变化、空气污染与人群心肺疾病之间的关系，城市规划设计如何使人们有一个更健康的环境等。这些新科学问题表明，"健康中国"研究不仅仅是医学学科一家的事情，而是涉及地球科学、环境科学、生命科学、市政规划、建筑学，甚至计算机科学等多学科交叉领域，所以，我们在设计指标体系时一定要充分地表现出体系的科学性及综合性。

综合以上几点，我们在制定中国其他城市的健康城市评价指标时也应该积极借鉴学习先进城市的建设经验，理论与实践相结合，同时在城市应用指标体系时也应该结合自己城市的现状突出城市特色。

第 3 章
指标体系与指数计算

3.1 指标体系

3.1.1 健康指标体系构建

3.1.1.1 构建原则

（1）科学性原则：指标的选取要有明确的科学定义与计算方法，可以明确地定量监测或者定性评价来计算。

（2）时效性原则：指标应该能够按年度获取，来定期地反映各省、自治区、直辖市发展的进展程度。

（3）决策相关原则：指标应该能够与各省、自治区、直辖市在某一个方面的进展和状况关联，明确该指标的好坏与健康领域的关系，最好直接与政府制定政策相关联。

（4）易于获取原则：指标应该能够比较容易获取，或者通过容易获取的指标计算得到。尽量选取纳入政府监测范围的指标，或者获取成本较低的指标。

（5）简明性原则：指标应该简单明了，显而易见。

（6）敏感性原则：指标变化能明显反映该指标指示的要素是变好还是变坏，要有较好的区分度。

3.1.1.2 健康指数评价维度

健康指数评价维度紧扣国务院印发的《"健康中国 2030"规划纲要》中的战略目标部分。根据纲要战略要求，全面检测战略实施情况，本研究在总健康指数下设置了"健康水平""健康生活""健康服务""健康保障"

"健康环境""健康产业"六个评价维度，刻画各地综合健康水平。

指标体系分为目标层、分类指标层和具体指标层。目标层为综合指数，刻画一个地区整体综合健康状况。分类指标层分为上述六个指标，监测各地区在各个维度上的健康状况。具体指标层为选取的描述各个维度的可测量的指标，在考虑测量合理性的同时尽量选取公开数据，使得指数在保证理论价值的基础上更具有可操作性。指标体系从多层次、全方位、多视角考察评估了健康状况，检测了"健康中国"战略的实施情况，进而给出全面系统的科学成果。

3.1.1.3 具体指标选择

多指标综合评价的结果是否客观和准确，主要依赖于各个评价指标的信息是否准确和全面，因此，选取什么指标以及选取多少指标来刻画被评价事物，是多指标综合评价首先要考虑的问题。

评价指标的选取方法有定量和定性两大类。定量方法是从数据出发，用数理统计的方法选取一部分"代表性"指标，具体方法有逐步判别分析法、极小广义方差法、系统聚类法、主成分分析法、极大不相关法、选取典型指标法。[1] 定性方法是从指标体系去分析这些指标间的关系，找出一部分代表性强的指标，经过专家小组讨论后选出部分具有代表性的指标。在健康指数的研究中，使用定量方法确定具体指标较具有代表性的为学者李日邦、王五一、谭见安等提出的在健康指数体系中以平均预期寿命为核心指标，将各类指标与平均预期寿命做相关性分析，但其只选取了与平均寿命具有显著相关关系（相关系数的绝对值大于 0.355）的指标。[2] 在定性方法的运用中较具有代表性的有中国人民大学中国调查评价中心发布的中国发展指数，其中的具体指标均为课题组经过讨论论证和借鉴相关研究而确定的。

---

[1] 中国人民大学中国调查评价中心：《中国发展指数的编制研究》，《中国人民大学学报》2007 年第 2 期。

[2] 李日邦、王五一、谭见安等：《中国国民的健康指数及其区域差异》，《人文地理》2004 年第 19 卷第 3 期。

本研究的具体指标选取思路为：在综合以往相关研究的基础上，结合我国政府统计部门公开发表的地区健康相关指标，依据定性选取指标的原则（即目的明确、综合全面、切实可行、稳定性强、协调一致），从我国现阶段实际发展水平以及指数希望达到的评价目标出发，找出部分代表性强的指标。

3.1.2　健康指标体系构建结果

本课题组在充分讨论论证和借鉴相关研究的基础上，在六个维度上共确定了 30 个具体指标，具体指标如下。

健康水平：1. 人均预期寿命；2. 婴儿死亡率；3. 孕产妇死亡率；4. 出生体重 <2500 克婴儿比重；5. 5 岁以下儿童中重度营养不良比重；6. 居民平均就诊次数；7. 居民年住院率；8. 甲乙类法定报告传染病发病率；9. 文盲率；10. 6 岁及 6 岁以上大专及大专以上文化人口比例；11. 自杀率。

健康生活：1. 性别比；2. 人口自然增长率；3. 农村自来水普及率；4. 农村卫生厕所普及率。

健康服务：1. 每 100 万人三甲医院数；2. 每千人口医疗卫生机构床位数；3. 每万人口执业（助理）医师数；4. 每千人口卫生技术人员数；5. 每千农业人口乡镇卫生院人员数；6. 每千农业人口乡镇卫生院床位数；7. 个人卫生支出占卫生总费用的比重；8. 每千人口养老床位数。

健康保障：城镇基本医疗保险覆盖率。

健康环境：1. 森林覆盖率；2. 人均分摊化学需氧量；3. 人均分摊二氧化硫排放量；4. 地级及以上城市空气质量优良天数比率；5. 人均分摊废水排放量。

健康产业：健康服务业总规模。

由于课题组难以获取每年各地区的自杀率和健康服务业总规模的数据，因此本报告在计算健康指数时剔除了这两个指标。最终确定的指标体系如表 3-1 所示。

表 3－1 健康指数指标体系

	一级指标	二级指标
健康指数	健康水平	人均预期寿命
		婴儿死亡率
		孕产妇死亡率
		出生体重<2500克婴儿比重
		5岁以下儿童中重度营养不良比重
		居民平均就诊次数
		居民年住院率
		甲乙类法定报告传染病发病率
		文盲率
		6岁及6岁以上大专及大专以上文化人口比例
	健康生活	性别比
		人口自然增长率
		农村自来水普及率
		农村卫生厕所普及率
	健康服务	每100万人三甲医院数
		每千人口医疗卫生机构床位数
		每万人口执业(助理)医师数
		每千人口卫生技术人员数
		每千农业人口乡镇卫生院人员数
		每千农业人口乡镇卫生院床位数
		个人卫生支出占卫生总费用的比重
		每千人口养老床位数
	健康保障	城镇基本医疗保险覆盖率
	健康环境	森林覆盖率
		人均分摊化学需氧量
		人均分摊二氧化硫排放量
		地级及以上城市空气质量优良天数比率
		人均分摊废水排放量

3.1.3 核心指标

3.1.3.1 人均预期寿命

3.1.3.1.1 指标定义和计算方法

人均预期寿命（Life Expectancy）是指假若当前的分年龄死亡率保持不变，同一时期出生的人预期能继续生存的平均年数。它以当前分年龄死亡率为基础计算，但实际上，死亡率是不断变化的，因此，平均预期寿命是一个假定的指标。

计算人均预期寿命的方法。对同时出生的一批人进行追踪调查，分别记下他们在各年龄段的死亡人数直至最后一个人的生命结束，然后根据这一批人活到各种不同年龄的人数来计算人口的平均寿命。用这批人的平均寿命来假设一代人的平均寿命即为平均预期寿命。由于事实上要跟踪同时出生的一批人的完整的生命过程有很大的困难，在实际计算时，往往可以利用同一年各年龄人口的死亡率水平，来代替同一代人在不同年龄的死亡率水平，然后计算出各年龄人口的平均生存人数，由此推算出这一年的人口平均预期寿命。因此，人口的平均预期寿命与同时代的死亡率水平有关。

3.1.3.1.2　选取依据

人均预期寿命是衡量一个社会经济发展水平及医疗卫生服务水平的重要指标。人作为发展的主体，是发展的出发点和落脚点。"十三五"规划期间，为表明全面建成小康社会的决心，《"十三五"卫生与健康规划》中提出了 25 项主要指标的发展目标，其中一项为：人均预期寿命五年内增加一岁。现阶段，虽然我国的人均寿命较之前有所提高，但东西部省份的人均预期寿命相差仍高达 15 岁，这表明我国的经济发展水平与医疗卫生建设依然存在不对称的问题。因此，选取人均预期寿命作为探究城市与国家健康发展水平的指标具有重要意义。

3.1.3.1.3　国内相关政策和现状值

2016 年 10 月 25 日，中共中央、国务院印发了《"健康中国 2030"规划纲要》，纲要指出，到 2030 年，"人民身体素质明显增强，2030 年人均预期寿命达到 79.0 岁，人均健康预期寿命显著提高"。

国家统计局 2017 年发布的数据显示，2015 年我国人均预期寿命达到 76.34 岁，比 2010 年提高 1.51 岁。分性别看，男性为 73.64 岁，较 2010 年增长 1.26 岁；女性为 79.43 岁，较 2010 年增长 2.06 岁。女性人均预期寿命的增长速度快于男性，与世界其他国家平均预期寿命的变化规律基本一致。

我国人均预期寿命不仅环比有提升，且明显高于世界平均水平。据世界银行数据，2015 年世界人口的平均预期寿命为 71.60 岁，其中高收入国家为 79.28 岁，中上收入国家为 74.83 岁，中下收入国家为 67.48 岁，低收入国家为 61.80 岁。中国人均预期寿命超出中上收入国家平均值 1.51 岁，反映出中国人口质量发展呈现良好的态势，表明人民的医疗水平和生活水平得到了持续、明显的改善，广大民众享受到了经济快速发展带来的成果。

3.1.3.2 婴儿死亡率

3.1.3.2.1 指标定义和计算方法

婴儿死亡率是指婴儿出生后不满周岁死亡人数同出生人数的比例。一般以年度为计算单位，以千分比表示。

根据《中国人口统计年鉴》，婴儿死亡率的计算方法为：利用 t 年婴儿死亡数除以 a 倍 $t-1$ 年出生人数与（$1-a$）倍 t 年出生人数之和得到。其中 a 为经验系数，通常情况下，$a=1/3$。该方法是按当年出生人数与上一年出生人数进行加权，计算出一个相应于死亡婴儿的分母。之所以将当年出生人数赋予的权重更大，是因为婴儿在出生后的一年中，每个月死亡风险不同：在出生后的 28 天之内（此时的婴儿被称作新生儿），婴儿死亡风险要远高于之后的月份，出生时间越短，死亡风险越大。计算公式为：

$$IMR = \frac{D(t-1,t,0) + D(t,t,0)}{aB_{t-1} + (1-a)B_t} \times 1000\text{‰} = \frac{D(t,0)}{aB_{t-1} + (1-a)B_t} \times 1000\text{‰}$$

其中，IMR 为婴儿死亡率，$D(t-1,t,0)$ 为 $t-1$ 年出生，t 年夭折的婴儿数，$D(t,t,0)$ 为 t 年出生，t 年夭折的婴儿数，B_t 表示 t 年出生婴儿数。

3.1.3.2.2 选取依据

婴儿死亡率作为一个影响国家或地区人口结构、各类人口预测等人口统计方面的重要因素，受经济发展水平和卫生医疗水平的影响较大，选其作为指标分析有利于揭示人口健康水平、卫生服务水平，尤其是妇幼卫生服务质量的现状及发展趋势。

在我国，经济发达地区影响婴儿死亡率的主要因素是卫生经费的投入、卫生服务的利用和流动人口的管理，而欠发达地区婴儿死亡率主要受经济发展状况、居民收入水平和教育宣传制度的制约。因此，本课题组选取了婴儿死亡率作为探究城市与国家健康发展水平的核心指标之一。

3.1.3.2.3 国内相关政策和现状值

2016年11月3日，国家统计局对外发布了《中国儿童发展纲要（2011~2020年）》中期统计监测报告，报告显示，2015年我国婴儿死亡率为8.1‰，较2010年下降5个千分点，该指标已实现纲要目标。

2015年下半年，英国著名医学期刊《柳叶刀》发表研究表明，中国各地卫生健康状况普遍改善，最近20年中国儿童死亡率普遍下降，这主要归功于中国经济社会的发展，以及中国政府根据各地区特点制定的有针对性的医疗卫生政策。同年10月，全面二孩政策的落地实施也使得我国婴儿死亡率有显著下降趋势。全面二孩政策惠及的孕产妇60%~70%为35岁以上女性，多为"80后"，妇幼健康知识水平较高且选择剖宫产率相对较高，这大大降低了生育风险和提升了婴儿照顾水平。

3.1.3.3 5岁以下儿童中重度营养不良比重

3.1.3.3.1 指标定义和计算方法

5岁以下儿童中重度营养不良比重包括低体重患病率和发育迟缓患病率两个指标。在历年的《中国卫生和计划生育统计年鉴》中该指标仅统计了低体重患病率，因此本报告中该指标仅指低体重患病率，即对照世界卫生组织各年龄段体重标准，5岁以下儿童体重低于同龄标准人群中位数减2个标准差的人数占5岁以下体检儿童总数的百分比。

3.1.3.3.2 选取依据

儿童期是人的生理、心理发展的关键期，5岁以下儿童营养不良不仅会造成儿童当前身体和智力的发育迟缓，同时还会增加成年时期患肥胖、高血压、糖尿病等慢性疾病的风险，这对他们将来是否具备正常的学习、生活和劳动能力有着重大影响，5岁以下儿童中重度营养不良比重是衡量社会发展的重要指标之一。

3.1.3.3.3 国内相关政策和现状值

2009年12月17日，卫生部办公厅印发了《全国儿童保健工作规范

（试行）》（以下简称《规范》），《规范》指出，儿童保健工作是卫生工作的重要组成部分，属于公共卫生范畴。《规范》规定了儿童保健工作的范围、各部门的具体职责和儿童保健的内容、开展儿童保健工作的要求与儿童保健工作的考核评估办法，对儿童保健工作做出了比较全面的规范。2011 年 7 月 30 日，国务院向各省、自治区、直辖市人民政府，国务院各部委，各直属机构印发《中国儿童发展纲要（2011～2020 年)》。将控制儿童营养不良发生率作为主要工作目标之一，提出了具有针对性的有关加强儿童疾病防治、改善儿童营养状况、提高儿童身体素质等一系列具体措施和工作要求。

随着我国经济发展水平的不断提高，我国 5 岁以下儿童中重度营养不良比重指标整体呈下降趋势。从全国数据来看，我国 2010～2016 年 5 岁以下儿童中重度营养不良比重由 1.55% 降低为 1.44%。具体到各省区市该指标也大部分呈下降趋势。

需要指出的是，尽管 5 岁以下儿童中重度营养不良比重整体呈下降趋势，但其地区差别巨大。在我国东南沿海经济发达地区，例如浙江、上海，2016 年 5 岁以下儿童中重度营养不良比重仅为 0.5% 和 0.15%；然而在我国中西部经济较为落后的地区，例如广西、西藏，2016 年该指标达到 3.86% 和 3.32%，这反映出我国儿童健康水平发展依然十分不均衡。

3.1.3.4 孕产妇死亡率

3.1.3.4.1 指标定义和计算方法

孕产妇死亡率即某地区某一时期每万例活产或十万例活产中孕产妇的死亡数。从妊娠开始到产后 42 天内，因各种原因（除意外事故外）造成的孕产妇死亡均计在内。由于其比例较小，因而分母多以万或十万计。其计算公式如下：

$$孕产妇死亡率 = \frac{同年孕产妇死亡人数}{年内活产数} \times 100000/100000$$

3.1.3.4.2 选取依据

孕产妇死亡率是计算孕产妇死亡最常用的指标之一，它反映了孕产妇和新近怀孕妇女的死亡风险，也反映了妇女的基本健康状况，获得卫生服务的难易程度，以及所得到的服务质量如何。孕产妇死亡率是衡量一个国家和地区社会经济、文化发展的重要指标之一，能反映一个国家妇女健康水平、医疗卫生事业的发展状况，是反映母婴安全的重要指标。研究并分析孕产妇死亡率和死因变化规律，提出有针对性的干预措施，有效地降低孕产妇死亡率，是当前妇幼保健的重要任务。

3.1.3.4.3 国内相关政策和现状值

2011 年 7 月 30 日，国务院颁布了《中国妇女发展纲要（2011～2020年）》，纲要提出了妇女在健康、教育、经济、决策和管理、社会保障、环境、法律等领域到 2020 年应实现的一系列目标。纲要提出，在 2020 年应将孕产妇死亡率控制在 20/10 万以下，并逐步缩小城乡区域差距，降低流动人口中的孕产妇死亡率。

2015 年，孕产妇死亡率为 20.1/10 万，比 2010 年下降近 10 个十万分点，基本实现了 20/10 万的纲要目标。近年来，通过"降低孕产妇死亡率和消除新生儿破伤风"等项目的实施，全国孕产妇死亡率的城乡差距已基本消除，2015 年，城市和农村分别为 19.8/10 万和 20.2/10 万，比 2010 年均降低近 10 个十万分点。全国 31 个省份地区中，达标率为 80.6%，东部及中部地区均已达标，西部地区如西藏、青海、新疆等地区孕产妇死亡率仍然较高，与目标有一定差距。

3.1.3.5 性别比

3.1.3.5.1 指标定义和计算方法

性别比是关于社会或国家男女人口数量的一种比率，可以用每 100 位女性所对应的男性数目表示。

性别比计算公式：

$$性别比 = \frac{男性数}{女性数} \times 100\%$$

3.1.3.5.2 选取依据

某地性别比能够直观地反映出该地区男性与女性数量的关系，性别比例失衡将导致针对妇女的暴力增加，妇女拐卖问题进一步恶化，进而造成社会紧张加剧。性别比失调还会对婚姻家庭、劳动力市场、人口买卖犯罪和性犯罪等产生影响。

男女性别比失调是由多种因素互相作用造成的，主要有传统的婚姻生育文化、性别歧视文化、B超性别鉴定和人工性别选择等因素。性别比能够反映一个地区的健康水平状况，因此我们选用性别比作为反映健康水平的指标之一。

3.1.3.5.3 国内相关政策和现状值

2015年，我国大陆人口从性别构成看，男性人口为70356万人，占51.22%；女性人口为66993万人，占48.78%。总人口性别比由第六次全国人口普查的105.20下降为105.02。

改善男女比例不协调，在我国首先要改变生育观念。在2015年中国与联合国妇女署共同举办的全球妇女峰会上，国家主席习近平提出了促进妇女全面发展的四点"中国主张"，即："推动妇女和经济社会同步发展"、"积极保障妇女权益"、"努力构建和谐包容的社会文化"和"创造有利于妇女发展的国际环境"，充分体现了中国积极贯彻男女平等基本国策的坚定信心和决心。国家的倡导和宣传有助于改善部分人的生育观念，从而改善男女比例失调问题。

3.1.3.6 农村自来水普及率

3.1.3.6.1 指标定义和计算方法

农村自来水普及率是指农村饮用自来水的人数占当地农村总人数的百分比，自来水普及率能够在一定程度上体现农村生活水平和生活质量。

农村自来水普及率计算公式：

农村自来水普及率 = 农村饮用自来水人口数／当地农村总人口数 × 100%

3.1.3.6.2 选取依据

许多地区的水源并不适合饮用，有的水存在氟含量大于2mg/L、砷含量大于0.05mg/L、溶解性总固体大于2g/L、耗氧量大于6mg/L和铁、锰严重超标问题，有的水存在致病性微生物污染问题，另外血吸虫病疫区的饮水也有安全问题。农村地区还存在水量不足、水源保证率低、取水不方便等问题。自来水是指通过自来水处理厂净化、消毒后生产出来的符合相应标准的供人们生活、生产使用的水,自来水厂按照《国家生活饮用水相关卫生标准》,经过沉淀、消毒、过滤等工艺流程的处理,最后通过配水泵站输送到各个用户。农村自来水普及率能够直观反映农村自来水普及状况以及我国人民的饮用水安全状况。

3.1.3.6.3 国内相关政策和现状值

2013 年 12 月 31 日,国家发展改革委、水利部、卫生计生委、环境保护部、财政部以发改农经〔2013〕2673 号印发《农村饮水安全工程建设管理办法》,关注农村饮水安全问题。"十三五"期间,我国启动实施农村饮水安全巩固提升工程,到 2020 年,农村自来水普及率力争达到 80% 以上,集中供水率达到 85% 以上,水质达标率和供水保障程度大幅提高。甘肃省实施扶贫饮水安全支持计划方案,到 2020 年底,贫困村自来水普及率达到 90%。

3.1.3.7 每万人口执业(助理)医师数

3.1.3.7.1 指标定义和计算方法

执业(助理)医师指医师执业证级别为"执业助理医师"且实际从事医疗、预防保健工作的人员,不包括实际从事管理工作的执业助理医师。执业医师分为临床、中医、口腔和公共卫生四类,执业助理医师类别也分为临床、中医、口腔和公共卫生四类。

$$每万人口执业(助理)医师数 = \frac{执业医师数 + 执业助理医师数}{人口数 \times 10000} \times 100\%$$

(注:人口数系常住人口数)

3.1.3.7.2 选取依据

每万人口执业(助理)医师的数量反映了一个地区的医疗资源情况,直接体现了一个地区的健康服务水平。自改革开放以来,我国的执业(助理)医师数量由不到 100 万人增长到了约 319 万人,取得了十分巨大的进步。但由于我国人口数量巨大,且东西部经济发展不均衡,使得我国每万人口执业（助理）医师数仍然呈现不充分、不均衡的发展情况。中央及各地政府十分重视医师队伍的规模与质量，将此作为一个重要的卫生工作考核依据，因此，选取这一指标对发展各地健康服务具有重要的意义。

3.1.3.7.3 国内相关政策和现状值

经过长期发展，我国的医疗卫生资源得到了极大的丰富，但相对于我国庞大的人口规模，我国医疗卫生资源，尤其是医疗卫生人员等还存在总量不足、质量不高、结构与布局不合理等问题。2016 年，北京、上海和浙江等发达地区每万人口执业（助理）医师数已分别达到 41.1 人、27.0 人和 30.1 人，然而其他不发达地区，例如云南、西藏该指标只有 1.80 人和 1.98 人。另外，该指标的城乡差距也十分巨大，2016 年，全国城市每万人口执业（助理）医师数为 39.2 人，而农村只有 15.9 人，在某些不发达地区该指标的城乡差距更加巨大。

2015 年 3 月 6 日，国务院办公厅发布《国务院办公厅关于印发全国医疗卫生服务体系规划纲要（2015～2020 年）的通知》，纲要指出，我国要优化医疗卫生资源配置，构建与国民经济和社会发展水平相适应、与居民健康需求相匹配、体系完整、分工明确、功能互补、密切协作的整合型医疗卫生服务体系，其中每万人口执业（助理）医师数要在 2020 年达到 25 人。在国务院办公厅下发通知后，各地均根据自身经济发展水平推出了当地的医疗卫生服务体系发展规划，例如，安徽省指出，到 2020 年，全省每万人口执业（助理）医师要达到 23.2 人；广东省指出，到 2020 年，全省每万人口执业（助理）医师要达到 36 人。

3.1.3.8 个人卫生支出占卫生总费用的比重

3.1.3.8.1 指标定义和计算方法

卫生总费用是指一个国家或地区在一定时期内，为开展卫生服务活动从全社会筹集的卫生资源的货币总额，按来源法核算。它反映一定经济条件下，政府、社会和居民个人对卫生保健的重视程度和费用负担水平，以及卫生筹资模式的主要特征和卫生筹资的公平性、合理性。个人卫生支出是指城乡居民在接受各类医疗卫生服务时的现金支付，包括享受各种医疗保险制度的居民就医时自付的费用，可分为城镇居民、农村居民个人现金卫生支出，其反映了城乡居民医疗卫生费用的负担程度。个人卫生支出占卫生总费用的比重计算公式如下：

$$个人卫生支出占卫生总费用比重 = \frac{个人卫生支出}{卫生总费用} \times 100\%$$

3.1.3.8.2 选取依据

个人卫生支出占卫生总费用的比重是衡量城乡居民个人卫生费用负担程度的评价指标。[1] 促使个人卫生支出占卫生总费用比重增长的因素很多，包括消费结构升级、居民正常卫生需求释放等合理因素，也包括医保报销水平不高、医疗行为不规范、分级医疗服务体系不畅和患者就医无序等不合理因素。[2] 因此，该指标对于控制医药费过快增长，提高社会医疗保险管理水平和管理效率，降低居民自付费用负担等有着十分重要的意义。

3.1.3.8.3 国内相关政策和现状值

2018年2月12日，国家卫生计生委副主任、国务院医改办主任王贺胜在国新办举行的新闻发布会上介绍，我国医改通过既做"加法"（建立多元化、多层次全民医保体系），又做"减法"（取消药品加成、开展医保支付方式改革）等多种举措，使医疗费用不合理过快增长的势头得到了有效遏制。居民个人卫生支出占卫生总费用的比重下降到了28.8%，比新一轮医改前下降了12个百分点。

2017年，全国所有全面推开了综合改革，而且全部实行了取消药品加成的政策，使公立医院过去的服务收费、药品加成收入、政府补助三个补偿渠道改为服务收费和政府补助两个渠道，降低了居民的医疗负担。另外，政府还加强基层医疗卫生机构基础设施建设，继续推进医疗保障制度，使得我国近年来该指标不断下降。

---

[1] 于柏玲、于润吉：《调整卫生费用结构，降低个人卫生支出》，《医学教育管理》2016年第2卷第1期。

[2] 张毓辉、万泉、翟铁民等：《2012年中国卫生总费用核算结果与分析》，《中国卫生经济》2014年第33卷第2期。

3.1.3.9　地级及以上城市空气质量优良天数比率（%）

3.1.3.9.1　指标定义和计算方法

地级及以上城市空气质量优良天数比率是指一年中地级及以上城市空气质量指数达到一级或二级的天数占全年天数的比例。2012 年，我国地级及以上城市执行《环境空气质量标准》（GB3095 - 2012）（以下简称《标准》），《标准》规定：空气质量按照空气质量指数大小分为六级，相对应空气质量的六个类别，指数越大、级别越高说明污染的情况越严重，对人体的健康危害也就越大，从一级优、二级良、三级轻度污染、四级中度污染，直至五级重度污染、六级严重污染。地级及以上城市空气质量优良天数比率计算公式如下：

$$地级及以上城市空气质量优良天数比率 = \frac{某地某年空气质量优良天数}{365} \times 100\%$$

3.1.3.9.2　选取依据

城市空气质量优良天数比率直接反映了一个地区的空气质量水平，它与每一位生活在当地的居民的生活质量和身体健康息息相关。近年来，我国许多地区的空气质量严重恶化，引起了公众注意，公众对于治理空气的呼声日益加强。经研究发现 PM2.5（半径在 2.5 微米以下的细颗粒物）会对人体健康造成很大的危害，传统空气污染因子已不足以评价空气质量好坏，国家对此给予高度重视，2012 年 2 月 29 日，国务院常务会议发布新修订的《环境空气质量标准》中增加了对 PM2.5 浓度限值监测，根据新的国标对大气环境的污染状况进行有效控制。因此，选取这一指标对维持城市良好的自然生态环境具有重要意义。

3.1.3.9.3　国内相关政策和现状值

2012 年 2 月 29 日，国务院常务会议同意发布新修订的《环境空气质量标准》，同日，环境保护部以 2012 年第 7 号公告，批准《环境空气质量标准》（GB3095 - 2012）为国家环境质量标准，并由环境保护部与国家质量监督检验检疫总局联合发布，全国各省、自治区、直辖市分期实施新标准，2012 年，京津冀、长三角、珠三角等重点区域以及直辖市和省会城市实施；

2013 年，113 个环境保护重点城市和国家环保模范城市实施；2015 年，所有地级以上城市实施；2016 年 1 月 1 日，全国实施新标准。

根据《2016 年中国环境公报》显示，2016 年，全国 338 个地级及以上城市中，有 84 个城市环境空气质量达标，占全部城市数的 24.9%；254 个城市环境空气质量超标，占 75.1%。338 个地级及以上城市平均优良天数比例为 78.8%，比 2015 年上升 2.1 个百分点，平均超标天数比例为 21.2%。新《环境空气质量标准》（GB3095 - 2012）第一阶段实施监测的 74 个城市平均空气质量优良天数比例为 74.2%，比 2015 年上升 3.0 个百分点，平均超标天数比例为 25.8%。

3.2 指数计算

3.2.1 无量纲处理

在进行多指标综合评价时，为使指标之间具有可比性，研究者需将性质不同、计量单位不同的指标进行无量纲处理。无量纲处理就是把具有不同计量单位的指标数值通过数学方法改造成能够参与指标评价计算的同度量化值。在选择无量纲函数时，往往需要其严格单调、有明确的取值区间、处理结果简洁直观，并且最好能够不受指标正向或者逆向形式的影响。

多年来许多学者对多指标评价方法的理论研究和实践运用做了大量的工作，评价方法也越来越复杂。常用的综合评价方法有功效函数评价法、多元统计分析综合评价法、灰色系统评价法、层次分析法（AHP）、数据包络分析（DEA）评价法、人工神经网络（ANN）评价法等。综合权衡后，我们在本研究中采用功效函数法进行综合评价。

选择功效函数法是基于其拥有的以下优点：（1）指标间的相关性不会影响功效函数法的最终效果；（2）由功效函数法计算出的无量纲值不会对后续权数的计算造成影响；（3）由功效函数法计算出的无量纲值是一个点值，而不是一个区间；（4）确定指标的满意值与不容许值后，指标相对于阈值的位置即已确定，不会因指标处于不同的集合中而得到不同的结果，这将有利于指数的纵向分析；（5）功效函数法可处理含有层次的指标，分层处理时由低到高依次综合，直至最后得出一个总的综合评价值。[1] 功效函数法目前已经得到了广泛的应用，如联合国编制的人类发展指数（HDI）、人民大学编制的中国发展指数等颇具影响力的指数无量纲处理均运用此方法。

在功效函数多指标综合评价体系中，有多种功效函数类型，常见的有线性功效函数法、指数型功效函数法、对数型功效函数法、幂函数型功效函数法等，上述方法的主要区别在于它们的表达式不同。

本研究综合考虑了上述各种功效函数类型的优缺点后，最终决定选用彭非、袁卫等提出的改进型指数功效函数[2]，其表达式如下：

$$d = A\,e^{(x-x^s)/(x^h-x^s)/B}$$

- d：功效分值，即单项评价指标的评价值；
- x：单项指标的实际值；
- x^s：不容许值（也称不允许值）；
- x^h：满意值（也称刚容许值）；
- A、B：待定正参数。

上述改进型的指数功效函数主要有以下几个优点。

（1）不同于线性功效函数、对数型功效函数、指数型功效函数，改进型的指数功效函数对于正向指标与逆向指标有统一的功效函数形式。当评价值为正向指标时，表达式中 d 关于 x 单调上升；当评价值为逆向指标时，表达式中 d 关于 x 单调下降。

（2）改进型指数功能函数具有下凸性。对于正向指标，d 是关于 x 的下凸函数；对于逆向指标，d 依然是关于 x 的下凸函数。这一特点能够解决正

---

[1] 彭非、袁卫、惠争勤：《对综合评价方法中指数功效函数的一种改进探讨》，《统计研究》2007 年第 24 卷第 12 期。

[2] 彭非、袁卫、惠争勤：《对综合评价方法中指数功效函数的一种改进探讨》，《统计研究》2007 年第 24 卷第 12 期。

向指标与逆向指标越接近满意值时上升越快的问题。

（3）改进型指数功效函数的评价结果不会受样本变动的影响，弥补了指数功效函数采用样本均值、最大值和最小值，从而评价结果会受到样本变动影响的缺点。

（4）在处理互补性指标时，指数型功效函数对于正向指标与逆向指标的表达式相同。

（5）指标值可以高于满意值或低于不允许值，方便进行纵向对比。

上式中的待估参数 A、B 一般是通过带入临界点值计算得出的，即当 $x = x^s$ 时，表示 x 达到了"不允许值"，当 $x = x^h$ 时，表示 x 达到了满意值。为使结果更加符合常人对于分值的惯常印象，本研究将基期分数的最小值定为 60，最大值定为 100，将范围带入公式后可得 $A = 60$，$B = -\ln 0.6$。

因此，指数功效函数的改进模型可以写为：

$$d = 60\,\mathrm{e}^{-(x-x^s)/(x^h-x^s)/\ln 0.6}$$

关于指标计算过程中阈值的确定，为了便于以后对健康指数进行纵向对比分析，我们选取 2012 年作为基期，阈值由 2012 年各指标数值进行确定。具体处理如下：对于正向指标，选取 2012 年各指标数据实际值的最大值为满意值，最小值为不允许值；对于逆向指标，选取 2012 年各指标数据实际值的最小值为满意值，最大值为不允许值。这样处理后，基期（2012 年）所有指标经过无量纲处理后分值均会在 60～100，但由于基期之后的"不允许值"与"满意值"与基期相同，因此，基期之后的各指标得分可能未在此范围之内。

3.2.2　指标权重计算

指标权重是影响指标评价结果的重要因素，权重会改变各个指标在指标体系中的重要性程度，从而直接对最终评价结果产生影响，科学地确定指标权重在多指标综合评价中具有举足轻重的意义。目前关于属性权重的确定方法很多，根据计算权重的原始数据的来源不同可将这些方法分为三类：主观赋权法、客观赋权法、组合赋权法。主观赋权法主要包括专家调查法、层次分析法（AHP）、模糊分析法等，其中层次分析法是实际应用中使用得最多的方法。主观赋权法在根据属性本身含义确定权重方面具有优势，但客观性较差。客观赋权法主要包括最大熵值法、主成分分析法、多目标规划法等，其中最常用的为最大熵值法。客观赋权法在不考虑属性实际含义的情况下，确定权重具有优势，但不能体现决策者对于不同属性的重视程度，有时会出现确定的权重与属性的实际重要程度相悖的情况。为了克服主观赋权法和客观赋权法的缺点，学者又提出了组合赋权法，组合赋权法兼顾了决策者对属性的偏好，同时又力争减少赋权的主观随意性，但目前这一类方法主要是将主观赋权法和客观赋权法结合使用，由于其在一定程度上的普适性与可操作性上的限制，目前在实际操作中该方法还未大规模使用。

为充分体现健康指数的现实意义，我们选取了主观赋权法中的层次分析法，其不仅能够集中专家意见，确定各指标的权数，而且还降低了专家的评价难度，使得结果更加可靠。

层次分析法是一种将问题层次化、系统化，将定性与定量分析相结合的分析方法。层次分析法是指将与一个多目标决策问题总是有关的元素分解成目标、准则、方案等层次，再通过将定性指标进行比较打分等模糊量化方法计算得出各层次中各元素的权重及其在总体系中的总权重的层次权重的决策分析方法。[1]

层次分析法的主要优点体现在以下几个方面。（1）系统性。层次分析法首先将研究者所要分析的问题进行层次分解，将分层后的同层各元素进行比较判断，然后逐层综合从而进行决策，体现出了思维的系统性，是系统分析的重要工具。（2）实用性。层次分析法相较于单纯的定量分析法或定性分析法的优点在于，它将定量与定性的分析方法结合了起来，在解决实际问题时运用范围更广。层次分析法在定性分析时能够对问题的本质和问题所涉及的元素间的联系进行梳理，从而使决策者对所需要解决的问题有更深的理解。另外，层次分析法定量分析所需要的数据较少，便于操作。（3）简洁

---

[1]　龚引珍：《管理运筹学》，科学出版社，2012。

性。层次分析法的基本原理简洁明了，操作方法易于掌握，计算过程亦不复杂，并且计算结果简单明确，人们容易接受。上述优点使层次分析法在实践中得到了广泛的应用，并取得了良好的效果。

层次分析法的基本步骤如下。

（1）建立系统的递阶层次结构模型。在经过对系统中各元素间的关系进行深入分析后将元素按照属性的不同自上而下划分为不同的层次，同一层次中的元素应相互独立。中间层次中的元素应对上一层次中的元素具有影响作用或属于从属关系，对于下一层次的元素应具有支配作用或者会受到其影响。

（2）构造比较矩阵。依据层次分析法的原理和步骤邀请专家自上而下对不同层级中从属于上一层中同一元素的要素进行两两对比打分，打分时采用 1~9 比率标度法标准进行，构造比较矩阵。

（3）层次单排序及一致性检验。计算判断矩阵对应于最大特征根的特征向量，该特征向量经过归一化处理后根据层次分析法中一致性检验的规则进行一致性检验。通过一致性检验后，该特征向量的归一化向量即为该元素对于该准则的相对权重矩阵；若未通过一致性检验，则需重新构造对比矩阵。

（4）层次总排序及一致性检验。将层次结构模型中各层元素的权重自下而上依次乘以上一层次维度的权数直至目标层，计算出各层元素的组合权重。将最下层相对于目标层的组合权重向量按照相关公式做组合一致性检验，若检验通过，则该向量即为方案层各元素的最终权重，决策者可按照该权重进行决策；若未通过组合一致性检验，决策者则需要考虑重新构造层次模型或者对比矩阵以提高一致性比率。[①]

关于一级指标的计算，本研究认为评价健康水平的五个维度对于健康水平的影响程度均应该一致，即五个一级指标的重要性相同。为避免一级指标的权重对二级指标的总权重产生影响，本研究用支配因素的数量对一级指标的权重进行加权。假设一级指标的权重向量为 $\omega^T = (\omega_1, \omega_2, \omega_3, \omega_4, \omega_5, \omega_6)$，各维度的支配因素数量为 n_1、n_2、n_3、n_4、n_5、n_6，则修正后的一级指标权重向量为：

---

① 龚引珍：《管理运筹学》，科学出版社，2012。

$$\widetilde{\omega}^T = (n_1\omega_1, n_2\omega_2, n_3\omega_3, n_4\omega_4, n_5\omega_5, n_6\omega_6)^T /$$
$$(n_1\omega_1 + n_2\omega_2 + n_3\omega_3 + n_4\omega_4 + n_5\omega_5 + n_6\omega_6)$$

经过上述步骤后指标权重计算结果如表 3-2 所示。

表 3-2　健康指数各级指标权重

一级指标	一级指标权重	二级指标	二级指标所占一级指标权重	二级指标所占总指标权重
健康水平	0.3751	人均预期寿命	0.2402	0.0901
		婴儿死亡率	0.0836	0.0314
		孕产妇死亡率	0.0836	0.0314
		出生体重 < 2500 克婴儿比重	0.0836	0.0314
		5 岁以下儿童中重度营养不良比重	0.0836	0.0314
		居民平均就诊次数	0.0411	0.0154
		居民年住院率	0.0320	0.0120
		甲乙类法定报告传染病发病率	0.1933	0.0725
		文盲率	0.0795	0.0298
		6 岁及 6 岁以上大专及大专以上文化人口比例	0.0795	0.0298
健康生活	0.1429	性别比	0.0705	0.0101
		人口自然增长率	0.1930	0.0276
		农村自来水普及率	0.3682	0.0526
		农村卫生厕所普及率	0.3682	0.0526
健康服务	0.2857	每 100 万人三甲医院数	0.0588	0.0168
		每千人口医疗卫生机构床位数	0.0976	0.0279
		每万人口执业(助理)医师数	0.0976	0.0279
		每千人口卫生技术人员数	0.1776	0.0508
		每千农业人口乡镇卫生院人员数	0.1776	0.0508
		每千农业人口乡镇卫生院床位数	0.1776	0.0508
		个人卫生支出占卫生总费用的比例	0.0406	0.0116
		每千人口养老床位数	0.1724	0.0493
健康保障	0.0357	城镇基本医疗保险覆盖率	1.0000	0.0357
健康环境	0.1786	森林覆盖率	0.2258	0.0403
		人均分摊化学需氧量	0.0827	0.0148
		人均分摊二氧化硫排放量	0.2472	0.0442
		地级及以上城市空气质量优良天数比率	0.3059	0.0546
		人均分摊废水排放量	0.1384	0.0247

西藏并未统计其农村自来水普及率及卫生厕所普及率，但若在计算西藏健康指数时将这两个指标剔除，则可能会导致其健康指数水平被拉高（根据西藏经济发展水平推测西藏这两项指标可能处于较低水平），因此，在计算西藏健康指数时不予剔除，并将其无量纲处理后的分值恒定为60，表示西藏这两项指标处于全国较低水平。

另外，由于北京和上海缺少每千农业人口乡镇卫生院人员数与每千农业人口乡镇农业卫生院床位数数据，因此在计算北京与上海健康指数时将这两项数据予以剔除，剔除后计算得到的权重如表3-3所示。

表3-3 健康指标修正后北京、上海两市指标权重

一级指标	一级指标权重	二级指标	二级指标占一级指标权重	二级指标占总指标权重
健康水平	0.3846	人均预期寿命	0.2402	0.0924
		婴儿死亡率	0.0836	0.0321
		孕产妇死亡率	0.0836	0.0321
		出生体重<2500克婴儿比重	0.0836	0.0321
		5岁以下儿童中重度营养不良比重	0.0836	0.0321
		居民平均就诊次数	0.0411	0.0158
		居民年住院率	0.0320	0.0123
		甲乙类法定报告传染病发病率	0.1933	0.0743
		文盲率	0.0795	0.0306
		6岁及6岁以上大专及大专以上文化人口比例	0.0795	0.0306
健康生活	0.1358	性别比	0.0705	0.0096
		人口自然增长率	0.1930	0.0262
		农村自来水普及率	0.3682	0.0500
		农村卫生厕所普及率	0.3682	0.0500
健康服务	0.2308	每100万人三甲医院数	0.0904	0.0209
		每千人口医疗卫生机构床位数	0.1550	0.0358
		每万人口执业（助理）医师数	0.1550	0.0358
		每千人口卫生技术人员数	0.2747	0.0634
		个人卫生支出占卫生总费用的比重	0.0607	0.0140
		每千人口养老床位数	0.2643	0.0610
健康保障	0.0385	城镇基本医疗保险覆盖率	1.0000	0.0385
健康环境	0.1923	森林覆盖率	0.2258	0.0434
		人均分摊化学需氧量	0.0827	0.0159
		人均分摊二氧化硫排放量	0.2472	0.0475
		地级及以上城市空气质量优良天数比率	0.3059	0.0588
		人均分摊废水排放量	0.1384	0.0266

3.2.3 计算结果

（1）表3－4为2012～2016年中国31个省、自治区、直辖市健康指数得分。

表3－4　2012～2016年中国31个省区市健康指数得分

省　份	2016 年	2015 年	2014 年	2013 年	2012 年
北　京	92.13	90.13	90.67	92.00	90.82
天　津	95.69	86.88	82.04	82.20	83.57
河　北	79.39	77.88	76.74	75.67	77.34
山　西	79.00	77.57	76.55	75.63	77.80
内蒙古	82.68	80.08	78.53	75.38	77.43
辽　宁	82.31	80.16	79.92	80.43	81.29
吉　林	83.11	80.19	80.93	80.78	82.29
黑龙江	81.65	79.50	79.38	78.53	79.20
上　海	87.18	85.29	86.27	86.36	87.04
江　苏	84.68	83.58	85.83	85.26	85.78
浙　江	87.27	85.50	84.50	82.78	83.53
安　徽	78.91	78.12	76.91	76.15	78.08
福　建	83.98	83.05	82.11	82.13	81.44
江　西	81.08	80.90	80.23	78.63	79.66
山　东	84.17	83.28	82.82	83.33	85.17
河　南	77.44	76.27	76.02	75.02	76.94
湖　北	83.04	81.44	80.67	79.68	81.00
湖　南	81.85	80.52	78.77	77.33	79.15
广　东	82.84	81.91	81.02	80.72	82.04
广　西	82.31	80.96	79.50	77.64	77.24
海　南	81.89	81.09	80.62	80.04	80.14
重　庆	85.92	85.82	82.92	82.18	84.02
四　川	82.63	81.20	80.27	78.51	79.32
贵　州	81.13	79.14	76.93	75.42	75.37
云　南	79.09	78.44	77.86	76.46	76.09
西　藏	73.50	76.81	73.74	71.94	72.09
陕　西	79.57	79.09	76.90	76.52	78.31
甘　肃	79.13	78.17	76.99	75.40	75.20
青　海	79.48	79.19	78.81	77.27	77.28
宁　夏	79.71	77.77	75.46	74.82	75.08
新　疆	78.20	76.56	76.91	75.51	76.37

（2）表 3 - 5 为 2012～2016 年中国 31 个省、自治区、直辖市健康水平指数得分。

表 3 - 5　2012～2016 年中国 31 个省区市健康水平指数得分

单位：分

省　份	2016 年	2015 年	2014 年	2013 年	2012 年
北　京	94.16	93.74	93.03	93.69	93.04
天　津	92.50	92.09	91.47	92.03	92.16
河　北	84.29	83.97	83.80	83.54	82.97
山　西	86.90	86.42	84.70	84.95	84.72
内蒙古	86.20	86.10	84.72	84.92	84.66
辽　宁	89.58	89.53	89.28	89.62	88.05
吉　林	88.75	88.39	87.78	88.72	87.77
黑龙江	88.05	87.67	87.06	86.84	85.79
上　海	92.09	91.54	91.48	91.63	91.49
江　苏	89.42	89.22	88.78	89.42	89.38
浙　江	86.85	86.88	86.94	87.60	87.20
安　徽	87.78	86.67	87.25	87.10	87.32
福　建	85.32	85.06	85.00	84.44	84.21
江　西	85.01	85.01	85.16	85.27	84.78
山　东	89.83	89.71	89.44	89.44	89.35
河　南	85.31	85.16	84.85	84.53	83.36
湖　北	85.22	85.42	84.99	85.26	84.59
湖　南	85.44	85.30	84.93	84.49	84.04
广　东	83.53	83.56	82.61	83.68	83.72
广　西	81.84	81.38	80.94	81.04	80.38
海　南	82.91	82.77	81.95	82.27	83.07
重　庆	87.08	87.12	87.54	87.45	87.93
四　川	86.10	86.14	85.72	85.32	84.50
贵　州	84.24	82.09	82.76	82.90	81.97
云　南	80.16	81.37	81.06	80.54	79.53
西　藏	72.67	71.87	72.25	69.25	70.67
陕　西	87.06	87.71	86.27	86.64	86.31
甘　肃	83.72	83.71	83.41	83.34	81.53
青　海	81.52	81.09	80.58	81.37	80.62
宁　夏	84.30	84.12	83.15	83.64	82.59
新　疆	77.83	77.12	76.66	76.63	75.74

（3）表 3－6 为 2012～2016 年中国 31 个省、自治区、直辖市健康生活指数得分。

表 3－6　2012～2016 年中国 31 个省区市健康生活指数得分

单位：分

省　份	2016 年	2015 年	2014 年	2013 年	2012 年
北　京	95.27	94.03	95.58	93.91	94.45
天　津	89.61	88.48	92.34	92.02	91.47
河　北	83.04	82.41	79.73	78.11	77.58
山　西	77.99	77.02	77.42	74.76	74.71
内蒙古	75.88	71.11	70.87	67.97	68.99
辽　宁	78.04	77.28	75.49	75.17	74.62
吉　林	83.24	82.40	82.02	80.36	79.60
黑龙江	77.63	76.47	76.44	74.88	73.81
上　海	95.19	92.55	94.10	93.07	94.19
江　苏	93.38	92.80	92.87	92.05	91.12
浙　江	93.12	92.74	91.64	91.08	90.47
安　徽	71.97	73.57	73.95	71.08	68.21
福　建	89.18	88.77	87.43	88.72	86.63
江　西	79.02	81.54	80.76	79.71	76.53
山　东	89.08	90.97	89.28	90.13	88.96
河　南	78.59	77.42	77.75	75.78	75.19
湖　北	81.34	81.66	81.57	81.46	79.05
湖　南	80.38	79.29	77.14	74.71	74.02
广　东	85.89	87.27	86.11	86.63	85.37
广　西	79.23	79.88	78.54	74.90	71.64
海　南	79.96	80.91	79.16	78.71	75.14
重　庆	82.79	83.07	81.32	81.35	81.28
四　川	78.94	77.83	76.64	72.52	69.31
贵　州	73.50	72.65	71.87	71.10	68.37
云　南	75.37	74.62	74.08	73.02	72.26
西　藏	64.30	64.27	64.60	64.04	64.54
陕　西	66.10	65.41	63.33	63.78	66.73
甘　肃	78.11	76.21	75.13	73.88	72.86
青　海	77.03	75.62	77.15	75.64	74.88
宁　夏	78.64	79.24	77.48	76.61	74.43
新　疆	81.86	85.14	84.23	81.29	80.42

（4）表3－7为2012～2016年中国31个省、自治区、直辖市健康服务指数得分。

表3－7 2012～2016年中国31个省区市健康服务指数得分

单位：分

省 份	2016 年	2015 年	2014 年	2013 年	2012 年
北 京	103.94	97.95	101.63	107.71	96.25
天 津	119.69	91.94	75.79	76.92	74.11
河 北	75.92	76.01	76.33	74.97	70.34
山 西	75.72	73.65	73.89	73.12	72.39
内蒙古	87.82	85.97	84.55	76.45	74.68
辽 宁	80.03	78.04	79.26	79.63	78.04
吉 林	77.37	73.98	77.42	77.02	76.80
黑龙江	77.11	76.21	75.93	74.26	73.57
上 海	84.93	82.52	84.05	87.76	81.21
江 苏	84.14	82.08	92.59	90.08	85.59
浙 江	88.98	84.87	83.28	77.77	74.75
安 徽	74.19	73.91	72.37	70.39	69.56
福 建	75.32	75.27	75.73	73.17	70.19
江 西	74.59	74.42	73.45	72.14	71.47
山 东	83.86	83.00	85.85	88.09	84.46
河 南	73.33	72.57	72.04	70.00	69.24
湖 北	87.18	84.85	83.26	80.11	78.19
湖 南	80.39	78.17	75.62	73.64	72.75
广 东	78.73	75.29	76.33	75.39	73.38
广 西	80.39	79.30	78.01	74.48	69.97
海 南	75.30	74.16	74.81	72.69	71.87
重 庆	88.46	88.00	81.09	80.58	77.98
四 川	85.78	83.61	81.40	80.68	78.92
贵 州	78.63	76.61	72.14	68.55	65.47
云 南	73.10	71.09	69.77	68.01	65.36
西 藏	74.10	86.72	74.61	70.55	66.97
陕 西	82.10	79.18	77.77	76.22	74.08
甘 肃	78.72	77.79	74.87	72.55	70.83
青 海	84.19	83.67	84.48	81.24	76.71
宁 夏	80.79	75.97	70.97	69.29	67.56
新 疆	82.79	80.52	84.05	81.34	80.15

（5）表 3 - 8 为 2012～2016 年中国 31 个省、自治区、直辖市健康保障指数得分。

表 3 - 8　2012～2016 年中国 31 个省区市健康保障指数得分

单位：分

省　份	2016 年	2015 年	2014 年	2013 年	2012 年
北　京	84.50	83.43	82.63	81.31	80.23
天　津	79.84	79.77	79.48	79.72	80.34
河　北	89.60	62.06	62.25	62.20	62.11
山　西	64.86	64.84	64.76	64.67	64.43
内蒙古	68.53	68.40	68.29	68.15	67.92
辽　宁	73.92	74.09	73.96	73.47	72.73
吉　林	72.42	72.27	72.26	72.25	72.13
黑龙江	69.15	69.04	68.87	68.80	68.81
上　海	82.67	81.11	80.23	79.86	80.08
江　苏	72.13	72.34	71.30	69.55	70.47
浙　江	89.61	89.75	88.96	82.81	72.70
安　徽	63.35	64.09	64.30	63.83	63.89
福　建	65.95	66.10	66.12	66.14	65.71
江　西	68.11	65.96	65.74	65.65	65.39
山　东	91.12	91.83	68.63	67.41	65.42
河　南	62.87	62.85	62.88	62.74	62.47
湖　北	66.02	66.03	66.08	66.07	66.11
湖　南	67.90	68.07	66.19	66.36	66.60
广　东	91.08	91.65	90.65	88.10	84.90
广　西	62.14	62.08	62.07	61.87	61.78
海　南	69.19	69.40	69.42	70.41	69.36
重　庆	98.70	99.43	99.77	99.78	100.00
四　川	76.79	65.52	65.29	64.93	64.53
贵　州	63.78	63.66	61.10	60.97	60.78
云　南	62.74	62.62	62.63	62.56	60.89
西　藏	61.16	60.93	60.75	60.43	60.00
陕　西	65.67	65.73	65.78	65.79	64.63
甘　肃	62.82	62.75	62.72	62.64	62.57
青　海	65.83	65.84	65.65	65.19	64.72
宁　夏	88.96	88.74	88.67	88.21	88.39
新　疆	67.79	67.51	67.79	67.88	67.66

（6）表 3 - 9 为 2012 ~ 2016 年中国 31 个省、自治区、直辖市健康环境指数得分。

表 3 - 9　2012 ~ 2016 年中国 31 个省区市健康环境指数得分

单位：分

省　份	2016 年	2015 年	2014 年	2013 年	2012 年
北　京	72. 89	71. 72	70. 50	70. 38	79. 08
天　津	71. 70	68. 50	65. 47	63. 65	75. 85
河　北	70. 19	68. 22	63. 80	61. 78	80. 11
山　西	72. 08	69. 14	66. 19	63. 89	77. 77
内蒙古	75. 70	68. 12	64. 68	61. 95	76. 03
辽　宁	76. 51	68. 35	66. 97	68. 93	80. 00
吉　林	83. 04	73. 54	73. 70	72. 96	84. 28
黑龙江	81. 86	72. 97	73. 99	73. 63	81. 40
上　海	74. 56	71. 17	73. 48	70. 10	80. 78
江　苏	71. 60	69. 55	66. 38	66. 90	77. 68
浙　江	80. 22	77. 10	74. 95	74. 50	86. 82
安　徽	77. 42	74. 21	68. 40	69. 99	83. 98
福　建	94. 61	90. 28	85. 46	89. 75	92. 91
江　西	87. 86	85. 52	83. 70	77. 49	87. 89
山　东	68. 04	63. 02	62. 42	61. 26	78. 86
河　南	70. 25	66. 15	66. 00	65. 86	80. 73
湖　北	76. 82	70. 96	70. 12	69. 17	82. 83
湖　南	81. 02	78. 18	75. 29	73. 19	86. 24
广　东	83. 95	82. 98	79. 35	77. 12	89. 32
广　西	92. 81	87. 42	83. 24	81. 23	90. 14
海　南	94. 50	91. 30	90. 68	90. 34	93. 65
重　庆	79. 52	79. 23	74. 53	71. 36	84. 86
四　川	74. 76	73. 29	73. 47	68. 94	80. 57
贵　州	88. 49	85. 57	80. 16	77. 77	86. 50
云　南	92. 79	90. 56	90. 51	87. 35	92. 50
西　藏	84. 01	84. 06	85. 25	88. 14	91. 55
陕　西	74. 09	75. 35	69. 86	69. 12	81. 08
甘　肃	74. 70	72. 36	71. 86	67. 85	73. 93
青　海	72. 56	73. 77	70. 16	66. 44	75. 93
宁　夏	67. 84	64. 60	63. 03	61. 91	69. 95
新　疆	70. 75	64. 05	61. 96	60. 83	70. 09

第4章
国内主要城市健康指数分析

4.1 发展现状对比

为了能够较直观地反映我国不同地区的健康建设发展水平，我们将全国31个省、自治区、直辖市划分为东、西、中部三个区域分别进行分析。据国家发改委定义，我国东、西、中部的划分，是政策上的划分，而非行政区划或地理划分。因此，这里的东部是指最早实行开放政策并且经济发展水平较高的省份，中部是指经济次发达地区，而西部则是指经济欠发达的西部地区。东部地区包括北京、天津、河北、辽宁、上海、江苏、浙江、福建、山东、广东、广西、海南12个省、自治区、直辖市；中部地区包括山西、内蒙古、吉林、黑龙江、安徽、江西、河南、湖北、湖南9个省、自治区；西部地区包括四川、贵州、云南、西藏、陕西、甘肃、宁夏、青海、新疆、重庆10个省、自治区、直辖市。

4.1.1 健康水平指数现状

健康水平指数研究的是各省、自治区、直辖市人民的身体健康与精神健康状况，直接反映了居民的健康状况与生存质量。同时，健康水平指数也是检验健康设施、健康服务是否达到预期目标与预期效果的重要指标，能够反映政策、行政手段等综合作用的效果与实现的长期社会效益，是"健康中国"指标体系的核心与基础。健康水平指数主要包含身体健康水平与精神健康水平两方面内容。其中，评价身体健康水平的指标有"人均预期寿命""婴儿死亡率""孕产妇死亡率""居民平均就诊次数"等8项，衡量文化素质和精神健康水平的指标有"文盲率"和"6岁及6岁以上大专及大专以上文化人口比例"两项，具体如表4-1所示。

表 4-1 健康水平指数衡量指标

指标分类	指标
身体健康水平衡量指标	人均预期寿命(岁) 婴儿死亡率(‰) 孕产妇死亡率(1/10 万) 出生体重 <2500 克婴儿比重(%) 5 岁以下儿童中重度营养不良比重(%) 居民平均就诊次数(次) 居民年住院率(%) 甲乙类法定报告传染病发病率(1/10 万)
文化素质和精神健康水平衡量指标	6 岁及 6 岁以上大专及大专以上文化人口比例(%) 文盲率(%)

多省、自治区、直辖市健康水平指标的数据已更新至 2016 年,部分数据因地方的统计年鉴未涵盖或未公开而未能收集完整。以下指标分析中若无特殊说明则均采用 2016 年数据。上述衡量指标综合全面地描述了各地区的健康发展水平,有效地考察了中国 31 个省、自治区、直辖市的健康水平指数(见表 4-2、图 4-1)。

表 4-2 2016 年各省份健康水平指数得分及排名

单位:分

排名	省　份	健康水平指数	排名	省　份	健康水平指数
1	北　京	94.16	17	福　建	85.32
2	天　津	92.50	18	河　南	85.31
3	上　海	92.09	19	湖　北	85.22
4	山　东	89.83	20	江　西	85.01
5	辽　宁	89.58	21	宁　夏	84.30
6	江　苏	89.42	22	河　北	84.29
7	吉　林	88.75	23	贵　州	84.24
8	黑龙江	88.05	24	甘　肃	83.72
9	安　徽	87.78	25	广　东	83.53
10	重　庆	87.08	26	海　南	82.91
11	陕　西	87.06	27	广　西	81.84
12	山　西	86.90	28	青　海	81.52
13	浙　江	86.85	29	云　南	80.16
14	内蒙古	86.20	30	新　疆	77.83
15	四　川	86.10	31	西　藏	72.67
16	湖　南	85.44			

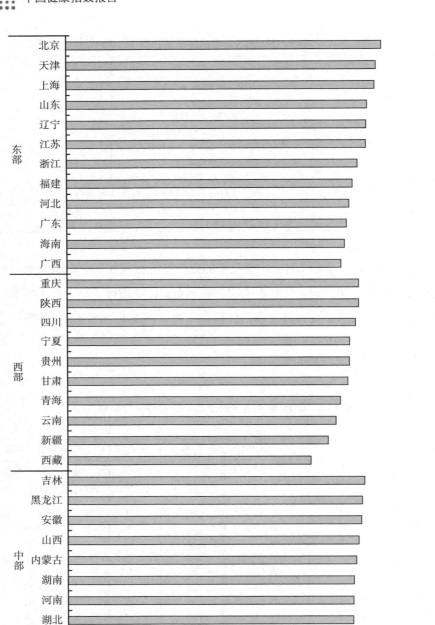

图 4-1 2016 年各省份健康水平指数得分

　　健康水平指数涵盖了与身体素质和文化素质相关的多项指标。如表4 -
2 和图4 - 1 所示，2016 年健康水平指数排名前五的地区分别为北京、天津、
上海、山东和辽宁，均位于较发达的东部地区。东部地区中，广西健康水平
指数最低，且低于部分中西部地区的省区市。广西虽位于东部，但其经济发
展水平弱于东部其他地区，2016 年，广西人均 GDP 为 38027 元，排名居全
国第 26 位。广西 5 岁以下儿童中重度营养不良比重为 3.86%，居全国首
位，甚至不如西藏等欠发达地区。与东部其他地区相比，落后的经济发展程
度以及表现平平的各项指标使得广西的健康水平指数在东部地区中排名最
后。中部地区的健康水平指数表现得较为均衡，基本集中在 86 分左右。而
观察西部地区，表现较为落后。其中，西藏地区的健康水平指数仅为 72.67
分，处于全国最低水平。西藏地区为少数民族聚居地，受限于偏远的地理位
置，经济发展较为落后，导致其居民受教育程度较低、身体素质较弱，因此
健康水平指数也表现较低。

　　健康水平指数排名第一的为北京，其婴儿死亡率（2.21‰）、孕产妇死
亡率（10.50/10 万）、5 岁以下儿童中重度营养不良比重（0.17%）均处于
较低水平，6 岁及 6 岁以上大专及大专以上文化人口比例（47.83%）排名
全国首位，文盲率（1.56%）为全国最低。由此可见，北京市在居民健康
与教育培养这两个方面的突出表现使北京市健康水平指数位居全国第一。排
名最末的西藏，其孕产妇死亡率（109.90/10 万）、5 岁以下儿童中重度营
养不良比重（3.32%）分别排名最末与第 30 位，可见衡量健康水平的指标
能较为直观地反映出健康水平指数。下面我们将从各个指标维度来具体分析
各地区健康水平指数。

　　据第六次全国人口普查数据，2010 年全国人均预期寿命为 74.9 岁。分
省份来看，上海、北京人均预期寿命均已超过 80 岁，遥遥领先其他省份。
预期寿命超过 70 岁的有 26 个省份，青海、云南、西藏三地人均预期寿命处
于 68 岁至 70 岁之间。第一位的上海与最末位的西藏，预期年龄相差 12.09
岁。排在前 15 位的省份中有 13 个属于东（南）部沿海地区，排在后面的全
部为内陆省份。至 2015 年，全国人均预期寿命达到 75.99 岁（见图 4 - 2）。

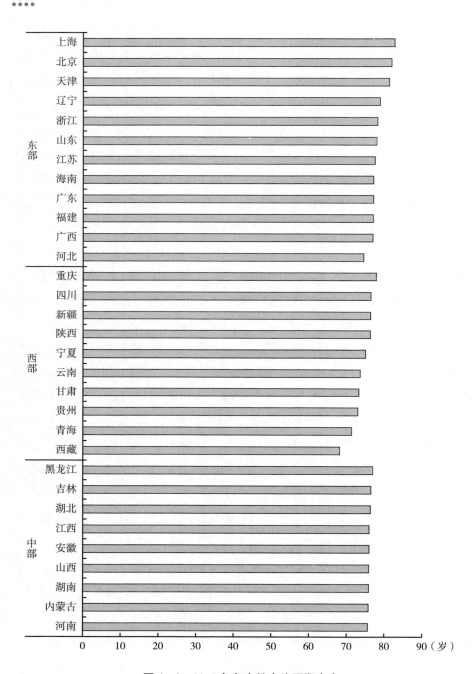

图 4 - 2　2015 年各省份人均预期寿命

　　由于大部分地区人均预期寿命仅在人口普查时统计，这导致2016年的数据收集不完整，因此我们采用2015年的相关数据进行分析。由图4-2可知，东部地区的人均预期寿命普遍较高，中部地区次之，西部地区的大部分区域人均预期寿命较低。

　　据2015年部分省份的人均预期寿命数据，上海市依然排名全国首位，人均预期寿命达到82.75岁，这与上海人的生活习惯及上海市的健康促进政策是紧密联系的。上海人饮食清淡节制，爱吃海鲜与蔬菜，健康的饮食习惯为上海人的长寿奠定了基础。同时，上海卫生计生委出台的一系列健康促进措施发挥了很大功效。2009年，上海市全面启动新一轮建设健康城市三年行动计划，围绕营造健康环境、完善健康服务和加强健康管理三项主要任务，重点推进全民健康生活方式行动和"五个人人"健康市民行动。上海健康促进委员会每年都以市政府的名义，免费发放健康读本和工具，一户一份，与此同时还组织健康自我管理小组，对健康知识有需求的市民均可参与，组内有专业医生为组员制订个人计划，全程给予指导意见，并设计一系列技能体验和操作环节，如血压血糖测量、体质指数测试演练等。上海市还积极建设健康场所，鼓励所有社区和单位参与健康促进场所建设。健康场所需要定期给成员体检、开展健康促进项目，并且学校还会有针对性地开展一些健康促进项目，如肥胖预防与健康减重、龋齿和近视预防、心理健康教育等。此外，上海市率先推出了家庭医生制度，逐步把优质医疗资源引入城郊、社区，通过全科医生与社区居民签约的模式，对签约家庭的健康进行全程、长期、稳定的维护。

　　由于2016年部分省份数据有缺失，因此我们只能选取收集到数据的部分省份进行分析。如图4-3所示，东部地区的婴儿死亡率普遍较低，中西部地区相对较高。其中，北京市的婴儿死亡率位于全国最低水平。这是北京市不断规范儿童保健服务流程，加强危重新生儿转诊救治，多措并举降低婴儿和5岁以下儿童死亡率带来的成果。2016年，北京市印发《关于加强儿童医疗卫生服务改革与发展意见分工方案的通知》（以下简称《分工方案》），要求各有关部门按照《分工方案》的要求，完善工作运行机制。卫

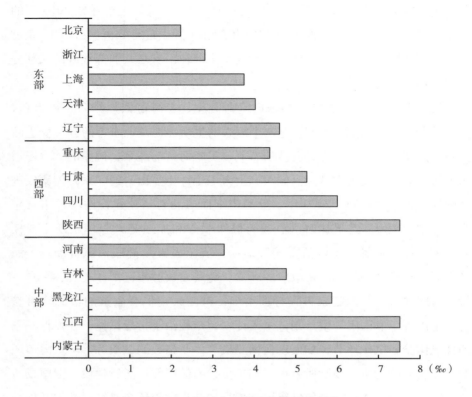

图 4-3　2016 年部分省份婴儿死亡率

生计生行政部门牵头建立协调会商制度，推动《分工方案》各项政策、措施和任务的落实，切实改善和解决本市儿童医疗卫生服务工作中存在的问题。北京市积极建设市区两级危重新生儿转诊网络，制定转、会诊制度和流程，确定 8 家市级抢救和专病会诊指定医院，由各抢救指定医院承担对口区危重新生儿的转诊和救治工作，全面提升救治能力。开展业务培训，提高基层医务人员业务水平和危重新生儿抢救能力。开展出生缺陷三级预防，全面推进婚前医学检查、孕前优生健康检查、增补叶酸等一级预防，不断加强产前筛查与产前诊断二级预防，扎实落实新生儿疾病筛查等三级预防。北京市综合以上各项举措，提高新生儿疾病预防、疾病救治或转诊的时效性，大大降低了新生婴儿的死亡率。

　　中部地区的江西与内蒙古的婴儿死亡率较高，甚至超过了西部的大部分地区。江西"重男轻女"观念依然严重，导致江西省的女婴死亡率过高，进而导致婴儿死亡率较高。内蒙古自治区成立之初，婴儿死亡率高达430‰，经过 70 多年的改革发展，婴儿死亡率高的问题得到明显改善，但由于自治区少数民族较多和妇幼保健工作管理水平不高等原因，内蒙古的婴儿死亡率依然处于全国中高水平。

　　如图 4-4 所示，2016 年，东部地区孕产妇死亡率较低，中部次之，西部地区的孕产妇死亡率整体偏高，其中西藏地区显著高于全国其他地区。西藏地区受经济发展落后、医疗卫生水平较低以及风俗观念等因素的影响，孕产妇在分娩时未能得到很好的护理，使得西藏地区的孕产妇死亡率居高不下。

　　整体来看，在全国 31 个省、自治区、直辖市中，江苏省孕产妇死亡率最低，这与江苏省妇幼卫生工作的执行力度紧密相关。江苏省大力开展妇幼卫生工作，自 2010 年省卫生厅发布《产科急重症诊疗规范》后，各级单位认真贯彻执行，规范各级医疗机构产科急救诊疗，提高急救能力和水平。大力实施农村孕产妇住院分娩补助项目，完善住院分娩补助与生育保险、新农合、医疗救助制度的衔接机制，提高补助标准，强化住院分娩管理。建立危重孕产妇和新生儿急救绿色通道，着重提高农村地区危重孕产妇和新生儿的紧急救治、转运和管理能力，加强出生缺陷综合防治，提高出生人口素质。各地积极落实三级综合防治措施，推广免费婚前医学检查，提高婚前医学检查率，做到了早发现、早干预。这些措施使得江苏省妇幼保健水平全国领先。

　　如图 4-5 所示，北京、上海、天津等东部发达地区 5 岁以下儿童中重度营养不良比重较其他地区低，北京、上海在 0.2% 以下，而西藏地区该比例约为北京、上海的 16 倍，这也与地理位置、环境、资源有很大关系。北京和上海等大城市生活水平较高，而西藏地区资源则相对匮乏。西藏地区地处我国西南边陲，是青藏高原的主体部分，全区 86% 的地面海拔在 4000 米以上，其独特的自然环境对儿童的体格发育、喂养和营养状况都会产生非常大的影响。高海拔的气候环境会影响到儿童生长发育，资源的相对匮乏及经济水平的相对落后对儿童的饮食结构和营养供应都有显著影响。值得注意的

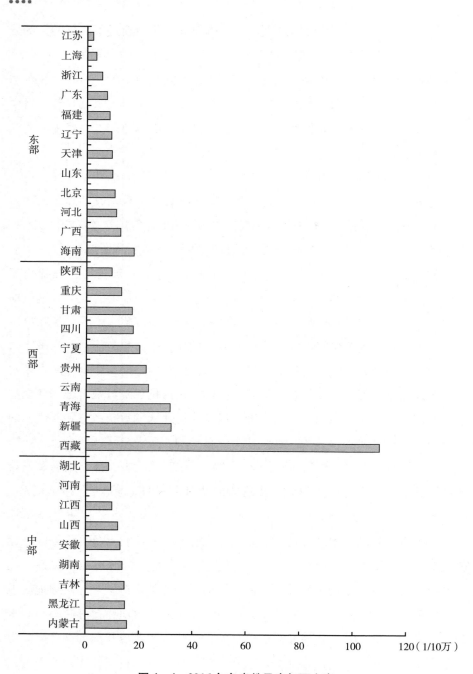

图 4 - 4　2016 年各省份孕产妇死亡率

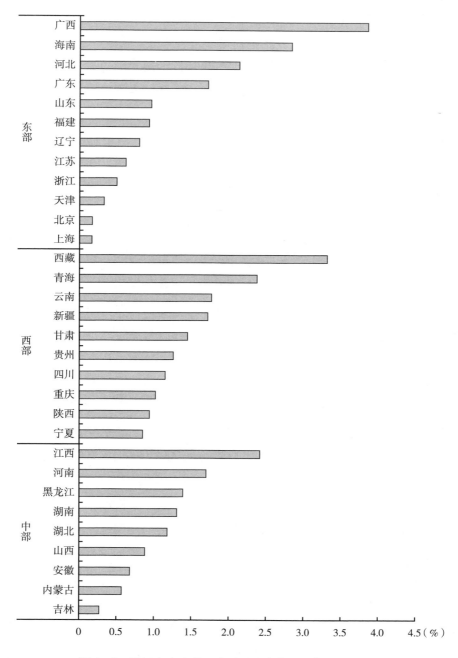

图 4 – 5 2016 年各省份 5 岁以下儿童中重度营养不良比重

是，广西该指标的比例为 3.86%，为全国最高，甚至高于资源相对匮乏的西藏地区。广西在 2014 年才开始建立第一家省级儿童医院，之前广西是全国唯一没有省级儿童专科医院的地区。儿童医院的缺乏影响了儿童的就医与诊治水平，缺少提供儿童营养服务咨询的机构，儿童身体出现状况不能得到及时的治疗，使得广西 5 岁以下儿童中重度营养不良比重最高。

另外，河北作为东部经济较发达地区，5 岁以下儿童中重度营养不良比重为 2.14%，远远高于同处于东部的北京、天津等地区。儿童营养不良问题的出现不仅与经济水平和卫生保健服务水平有关，还受到哺乳方式与家庭饮食习惯的影响。河北省位于京津冀地区，由于北京、天津的就业机会较多且邻近河北省，河北省的多数家长选择外出务工因而疏于对孩子营养健康方面的照料，尤其是女性外出务工比例上升导致母乳喂养时间缩短，对幼儿健康成长影响较大，最终导致河北省儿童营养不良比例较高。

居民平均就诊次数与居民年住院率集中反映了居民对于卫生资源的利用情况与需求程度。这两项指标受到经济发展水平、健康投入水平和医疗卫生水平等多因素的影响。以北京、上海为例，居民平均就诊次数位居全国前两位，这两地同时拥有丰厚优质的医疗资源（见图 4-6）。2016 年 11 月复旦大学医院管理研究所发布的《2015 年度最佳医院排行榜 100 强》显示，百强医院中一半来自北京和上海。这充分体现出我国现阶段医疗资源分配严重失衡的问题，一些医疗资源缺乏或次优地区的居民为了追求更好的医疗环境而奔赴北京、上海就诊，导致了北京、上海的居民平均就诊次数较高。

如图 4-6、图 4-7 所示，贵州的居民平均就诊次数较低，主要原因是贵州的经济发展水平低，部分居民难以负担就诊与住院的医疗费用。而随着贵州经济和社会发展水平的不断提升，为补齐医疗短板，贵州对医疗机构的投入增加，使得医疗卫生条件逐步得到改善。2016 年，贵州省级财政投入大量资金支持医疗卫生建设项目 332 个，全年医疗卫生基础设施投入 147.5 亿元，同比增长 72.6%；国家卫生计生委支持贵州经费达 140.69 亿元，支持力度为"十二五"以来最大，也为贵州卫生与健康事业发展注入了强大动力。

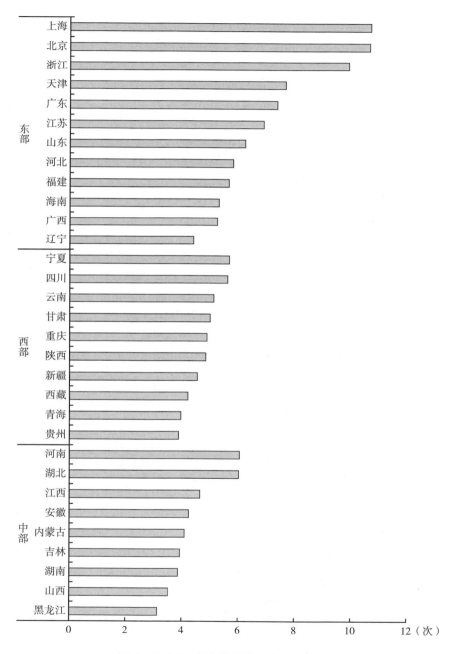

图4-6　2016年各省份居民人均就诊次数

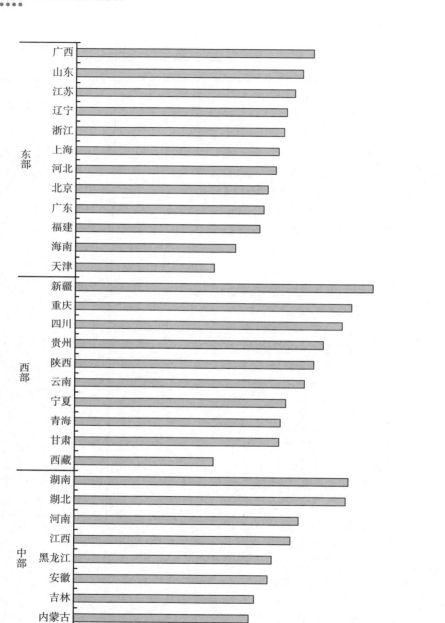

图 4 - 7　2016 年各省份居民年住院率

　　法定传染病指的是各地政府在其传染病防治法规内，条列出的特定项目的传染病。在这些疾病发生时，医师或医疗机构须向卫生主管机关报告，并依照法律法规采取治疗乃至隔离等措施。甲类传染病也称强制管理传染病，如鼠疫、霍乱等；乙类传染病也称严格管理传染病，如传染性非典型性肺炎、艾滋病等，甲乙类法定报告传染病发病率可反映出各地区对法定传染病的预防、控制和治疗水平。

　　如图4-8所示，新疆、青海、云南和西藏的甲乙类法定报告传染病发病率普遍较高。这几个地区位于我国西部，地理位置偏远，资源相对匮乏，居民的文化水平与卫生保健意识普遍不高。在2016年，云南、西藏和青海的文盲率分别排名全国第一位、第二位和第三位，说明此三地区的居民文化程度均较低。一般来说，文化程度与卫生保健意识呈正相关关系，文化程度较高的人对疾病的预防措施了解得也较为全面。因此，这些地区居民较低的文化程度与卫生保健意识间接造成了其较高的传染病发病率。

　　据观察，江苏省的甲乙类法定报告传染病发病率在2016年为全国最低水平。江苏省为传染病的防治工作出台了多项规划。《江苏省"十三五"传染病医疗事业发展规划》（以下简称《规划》）中明确要求，每个设区市应建立一所符合标准的三级传染病专科医院，其中重症医学科内设置的负压病房床位不得少于5张；所有二级以上综合医院必须设置规范的传染性疾病门诊。此外，《规划》还要求每个县（市）级综合医院应设置规范的传染病区或分院，床位不少于50张；其余公立二级以上综合医院应预设规范的传染病区，床位不少于核定床位数的5%。

　　如图4-9所示，从2016年全国的文盲率来看，云南、西藏、贵州等西部地区文盲率处在较高水平。2001年，国务院西部开发办下发《关于西部大开发若干政策措施实施意见的通知》，文件指出，要增加教育投入，继续实施贫困地区义务教育工程，加大国家对西部地区义务教育的支持力度，增加资金投入，努力加快西部地区实现九年义务教育。对西部地区高等学校建设予以支持，扩大东、中部地区高校在西部地区的招生规模。尽管西部地区教育水平确实得到提高，但基础教育依然没有完全普及，西部部分地区因交通不便、地理位置偏远，导致人才匮乏，使得西部地区文盲率仍旧高于中东部地区。

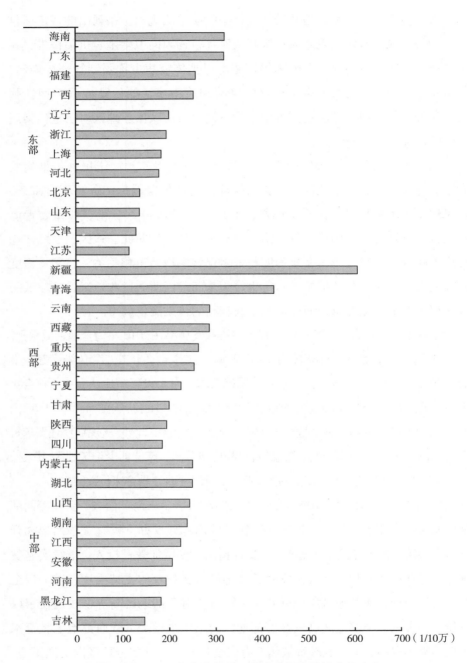

图 4 – 8 2016 年各省份甲乙类法定报告传染病发病率

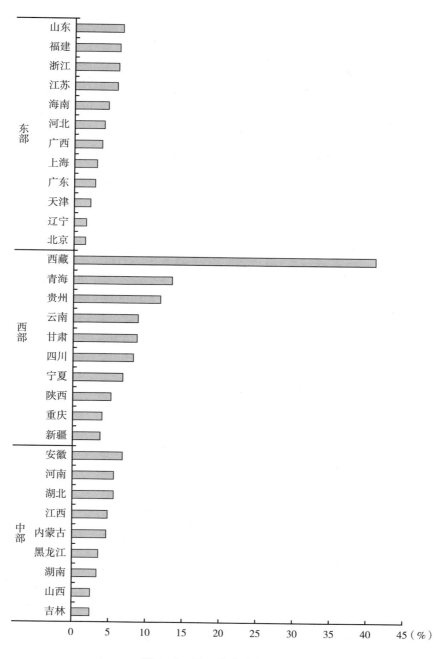

图 4 - 9 2016 年各省份文盲率

4.1.2 健康生活指数现状

健康生活指数主要用来衡量各地区居民的生活水平。如与日常生活息息相关的自来水、卫生厕所等，不仅是健康生活的保障，对于公众健康至关重要，同时也是反映社会文明进步程度的重要标志。各地区人口自然增长率反映了人口的变化趋势与变化速度。通过分析与健康生活相关的各项指标（见表4-3），计算健康生活指数，能够有效地判断各省区市居民健康生活水平的基本状况（见表4-4、图4-10）。

表4-3 健康生活指数衡量指标

指标	性别比
	人口自然增长率(‰)
	农村自来水普及率(%)
	农村卫生厕所普及率(%)

表4-4 2016年各省份健康生活指数得分及排名

单位：分

排名	省　份	健康生活指数	排名	省　份	健康生活指数
1	北　京	95.27	17	江　西	79.02
2	上　海	95.19	18	四　川	78.94
3	江　苏	93.38	19	宁　夏	78.64
4	浙　江	93.12	20	河　南	78.59
5	天　津	89.61	21	甘　肃	78.11
6	福　建	89.18	22	辽　宁	78.04
7	山　东	89.08	23	山　西	77.99
8	广　东	85.89	24	黑龙江	77.63
9	吉　林	83.24	25	青　海	77.03
10	河　北	83.04	26	内蒙古	75.88
11	重　庆	82.79	27	云　南	75.37
12	新　疆	81.86	28	贵　州	73.50
13	湖　北	81.34	29	安　徽	71.97
14	湖　南	80.38	30	陕　西	66.10
15	海　南	79.96	31	西　藏	64.30
16	广　西	79.23			

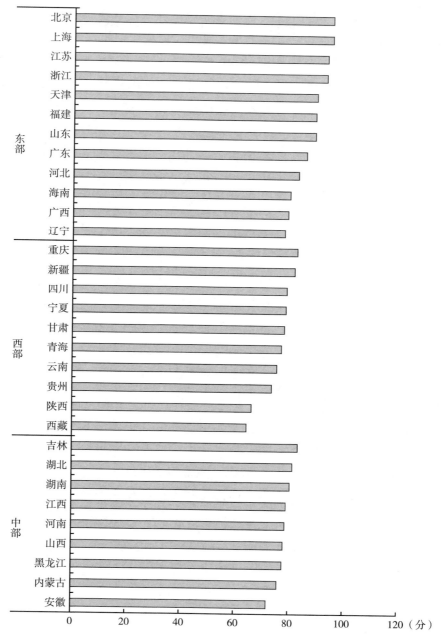

图4-10 2016年各省份健康生活指数得分

如表4-4、图4-10所示，健康生活指数排名前五的分别为北京、上海、江苏、浙江和天津，均为东部地区省市。健康生活指数涵盖人口性别比、人口自然增长率、农村卫生厕所普及率和自来水普及率四项指标。排名第一的北京市农村卫生厕所普及率最高，农村自来水普及率指标为全国第二，性别比也相对均衡。排名前十的地区基本为东中部地区，西部地区排名则相对靠后，表明西部地区农村自来水普及率、农村卫生厕所普及率不及中东部地区，这说明我国城镇供水设施建设不均衡，体制机制有待健全。

性别比的影响因素是多方面的，其背后渗透着深刻的社会经济和文化因素。不同地区关于生育数量的不同规定间接影响了性别比的地区差异。如图4-11所示，以东部地区的天津、广东、海南三个地区为例，性别比的数值较其他省份高。而在未完全放开二孩前，东部发达地区的一对夫妇仅允许生育一胎，部分经济相对落后的地区则规定农村中"夫妻只有一独生女的"可以生育二胎。受计划生育政策与传统思想观念的影响，一户人家选择做产前检查生男孩的比例较大，并且由于东部地区的发展机会多、发展前景好，众多外来人口在此安家落户，使得东部地区的性别比高于其他地区。在西部地区的四川省，性别比仅为99.73，主要是由于其城镇化的建设打破了男女比例失衡的局面。人们不再固守重男轻女的传统观念，而是更多地强调男女平等，在非医学需要鉴定胎儿性别和选择性终止妊娠上管理严格，使得人们生育性别选择意愿的实现变得不可能，这对于抑制性别比失调的现状大有裨益。

人口自然增长率是指一定时期内（通常指一年）人口自然增长数与年平均总人口数之比，是用于说明人口自然增长的趋势与速度的综合性指标。人口自然增长率受出生率和死亡率的影响，是反映人口发展速度和制定人口计划的重要指标，也是计划生育统计中的一个重要指标。对人口自然增长率做出准确可靠的预测，不仅是帮助政府政策部门进行人口发展管理的重要依据，也是缓解人口与环境冲突，实现人与自然和谐发展的有效手段。人口自然增长率受经济、社会、文化、自然等因素的影响。从各地区人口自然增长率来看（见图4-12），东部地区如北京、天津、上海、江苏等发达地区的人口自然增长率较低，而西部地区如西藏、新疆、宁夏、青海的人口

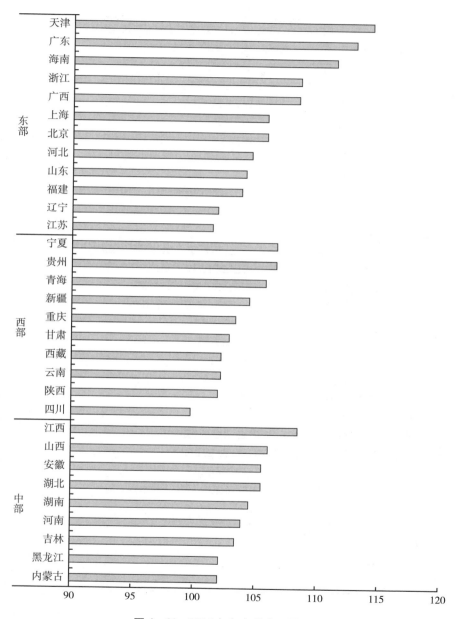

图 4 - 11　2016 年各省份人口性别比

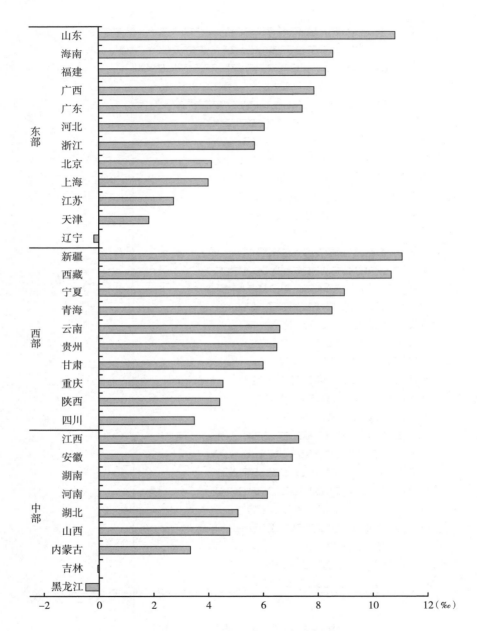

图 4-12　2016 年各省份人口自然增长率

自然增长率普遍较高。由此可见，经济越发达、科技越雄厚的地区人口自然增长率越低，因为这些地区经济快速发展，竞争激烈，适龄青年承受着巨大的经济社会压力，因此多选择晚婚晚育，导致人口出生率较低。

西藏、新疆、宁夏等少数民族聚集地区的人口自然增长率普遍较高。这些地区地理位置偏远，组成区域多为农村，"养儿防老"的观念较为突出。大部分少数民族地区经济发展水平落后，财政供应不足，教育经费筹资困难，使其教育水平的提升受到阻碍，结果导致这些地区人民的文化水平普遍不高。受教育水平与宗教文化等观念的影响，少数民族地区的居民生育观较为传统。另外，少数民族拥有较为宽松的生育政策，新疆与宁夏地区的少数民族均可生育三个孩子，使得这些地区的出生率普遍高于其他地区。

如图4-13所示，2016年上海、北京、天津的农村自来水普及率分别为100%、99.6%与99.0%，上海市已实现洁净自来水全覆盖，北京与天津也基本完成全范围的普及。改革开放以来，上海水务事业取得瞩目的成就，2000年5月13日，全国第一个省级水资源一体化管理机构——上海市水务局成立，从此上海水务步入全行业、全覆盖一体化管理轨道。上海市于2004年就发布了《上海市水务"十五"计划与到2015年规划纲要》，并加强自来水工程建设。

陕西省农村自来水普及率仅为40.2%，为全国最低，远远不如排名全国前列的北京、上海和天津。内蒙古、安徽、四川等地区的农村自来水普及率在60%左右，覆盖率较低。我国对于农村自来水普及率这一指标十分重视，在"十三五"时期，水利部将按照精准扶贫、精准脱贫的要求，聚焦中西部贫困地区，启动实施农村饮水安全巩固提升工程，对已建工程进行配套、改造、升级、联网，健全工程管理体制和运行机制，进一步提高农村集中供水率、自来水普及率、水质达标率和供水保证率。在这一政策背景下，针对农村自来水普及率问题，陕西省进行水利改革，加大水利投资。2017年，陕西省新建20个县城水源地，日增供水能力10.3万吨，旨在通过水利改革来提高农村自来水普及率。内蒙古、安徽和四川在"十三五"规划中也普遍提到要不断提高农村建设水平，提高自来水普及率。

如图4-14所示，以2015年数据进行分析可以发现，东部地区的

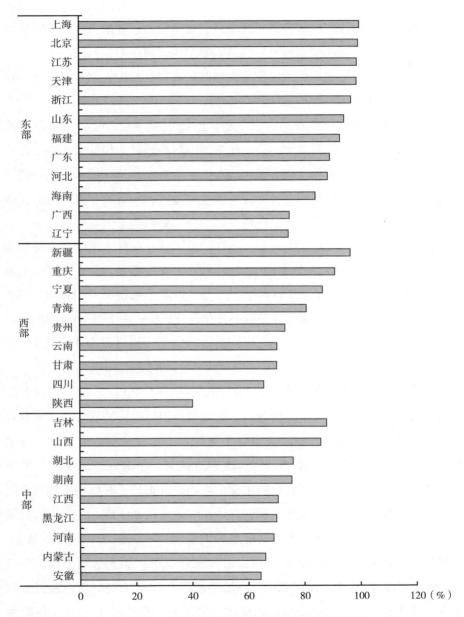

图 4-13 2016 年各省份农村自来水普及率

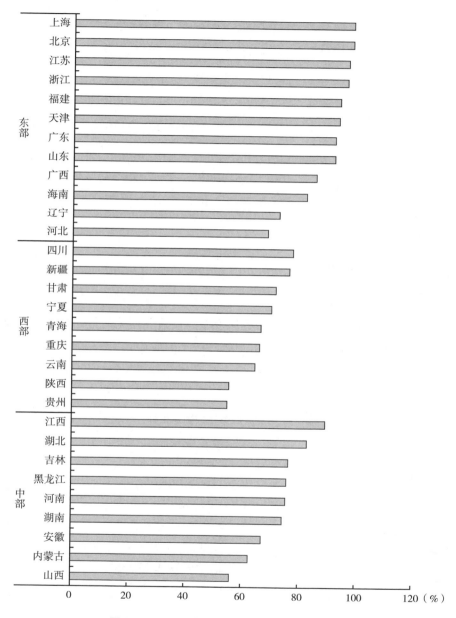

图 4 – 14　2015 年各省份农村卫生厕所普及率

农村卫生厕所普及率基本达到90%以上，而西部地区的这一比例较低，贵州的农村卫生厕所普及率仅为54.8%，处于全国最末。农村卫生厕所普及率与地区经济发展程度和政府支持力度紧密相关。2015年北京市农村卫生厕所普及率达98.4%，基本实现全覆盖。从20世纪90年代开始，北京市就开始了农村改厕工作，"十一五"规划期间，北京市政府更是把农村改厕列入民办实事工程，加速了农村环境卫生的改善。在农村卫生厕所普及率最低的贵州，由于其在提高农村卫生水平上发布政策的时间较晚，在"十三五"规划期间，才正式开始全面实施"厕所革命"和"5个100工程"等项目，推广普及农村无害化卫生厕所，提高农村卫生水平的政策措施。

4.1.3 健康服务指数现状

在健康服务指数下设置了有关医疗卫生服务开展和实施情况的指标，包括与疾病治疗服务相关的指标，与健康设施建设情况相关的指标等。健康服务指数反映了一个地区的医疗服务水平，是"健康中国"指数的重要组成部分（见表4-5）。

表4-5 健康服务指数衡量指标

指标	每100万人三甲医院数(家)
	每千人口医疗卫生机构床位数(张)
	每万人口执业(助理)医师数(人)
	每千人口卫生技术人员数(人)
	每千农业人口乡镇卫生院人员数(人)
	每千农业人口乡镇卫生院床位数(张)
	个人卫生支出占卫生总费用的比重(%)
	每千人口养老床位数(张)

如表4-6、图4-15所示，健康服务指数排名前三位的均为东部地区的省区市，其中，天津排名第一位。西部地区的重庆与中部地区的内蒙古分别

表4-6　2016年各省份健康服务指数得分及排名

单位：分

排名	省　份	健康服务指数	排名	省　份	健康服务指数
1	天　津	119.69	17	辽　宁	80.03
2	北　京	103.94	18	广　东	78.73
3	浙　江	88.98	19	甘　肃	78.72
4	重　庆	88.46	20	贵　州	78.63
5	内蒙古	87.82	21	吉　林	77.37
6	湖　北	87.18	22	黑龙江	77.11
7	四　川	85.78	23	河　北	75.92
8	上　海	84.93	24	山　西	75.72
9	青　海	84.19	25	福　建	75.32
10	江　苏	84.14	26	海　南	75.30
11	山　东	83.86	27	江　西	74.59
12	新　疆	82.79	28	安　徽	74.19
13	陕　西	82.10	29	西　藏	74.10
14	宁　夏	80.79	30	河　南	73.33
15	湖　南	80.39	31	云　南	73.10
16	广　西	80.39			

排在第四位与第五位。健康服务指数排在第二位的为北京，主要在"个人卫生支出占卫生总费用的比重"、"每千人口卫生技术人员数"和"每万人口执业（助理）医师数"这三个指标上表现突出，其中后两个指标的排名均为全国第一。北京与天津"每100万人三甲医院数"分别列全国第一和第二。西部地区在医疗卫生方面的投入已经开始赶超东部沿海地区，如"每100万人三甲医院数"这一指标，青海省就远超江苏、浙江等经济强省。

　　开展健康服务，需要有基础保障条件的支持，包括资金投入的支持和专业化的技术人员队伍的支持。健康服务指数排名第一的天津市十分重视对基础保障工作的支持和医疗体系的建设。《天津市医疗卫生服务体系建设规划（2015~2020）》中指出，要全面加强医疗服务体系的建设，既要加强机构、床位、信息化设备等基础设施的建设，也要加强人才队伍与学科技术的建设，全面促进医疗卫生服务体系的发展。

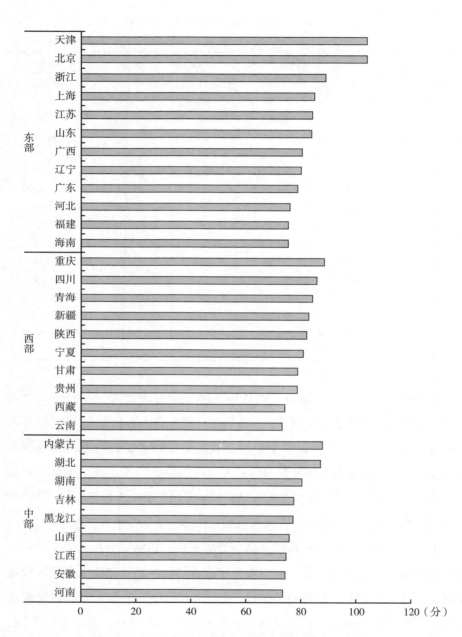

图 4 – 15　2016 年各省份健康服务指数得分

　　如图 4 - 16 所示，2016 年，北京市、天津市"每 100 万人三甲医院数"这一项指标数值分别为 2.49 家和 1.98 家，居全国第一位和第二位。北京市在医疗服务建设上的投入力度较大。2016 年 10 月 26 日，北京市卫计委发布了《北京市"十三五"时期卫生计生事业发展规划》（以下简称《规划》），《规划》提出，要进一步健全医疗服务体系，提升医疗服务能力，进一步进行公立医院改革，促进公共卫生服务均等化。北京市还将新增包括天坛医院在内的多家三甲医院。西部地区的青海、新疆这一指标表现也较为突出，西部大开发战略的实施效果已明显凸现。

　　近几年新疆卫生计生事业发展迅速，党的十八大以来，卫计委共协调安排中央财政专项资金 355.19 亿元，重点支持自治区和兵团卫生计生事业发展。新疆"每千人口医疗卫生机构床位数"较 2012 年的 5.89 张提高到 2016 年的 6.54 张（见图 4 - 17）。

　　如图 4 - 18 和图 4 - 19 所示，北京市 2016 年每千人口卫生技术人员数为 10.8 人，每万人口执业（助理）医师数为 41 人，均居全国首位。北京市向来注重医疗人才的培养，2001 年北京市推出"十百千"卫生人才培养专项经费资助计划，旨在培养优秀的医疗人才。北京市基层卫生机构人才的引进渠道多种多样，包括接收应届毕业生、定向培养医学生等方式，完善的医疗人才培养方案与引进政策促进了北京市优秀医疗人员数量的增加。

　　对于"个人卫生支出占卫生总费用的比重"这项指标，由于部分省份年鉴中并未统计该项指标，且统计年鉴不完全，因此选取 2014 年的数据进行分析。2014 年，吉林、黑龙江、内蒙古、河北、湖北、湖南等地区个人卫生支出占卫生总费用的比重位于全国前列（见图 4 - 20），在排名靠前的这些地区中，中西部地区居多，这反映出在医疗方面我国财政支持分配不均，中西部地区财政支持不足。另外，中西部地区自身经济发展速度相对东部发达地区慢，因此，在医疗方面，个人卫生支出占卫生总费用的比重较东部地区高。

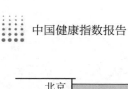

图 4 - 16　2016 年各省份每 100 万人三甲医院数

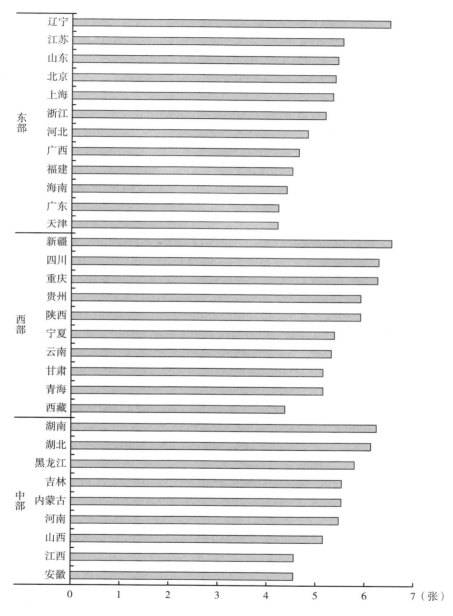

图4-17 2016年各省份每千人口医疗卫生机构床位数

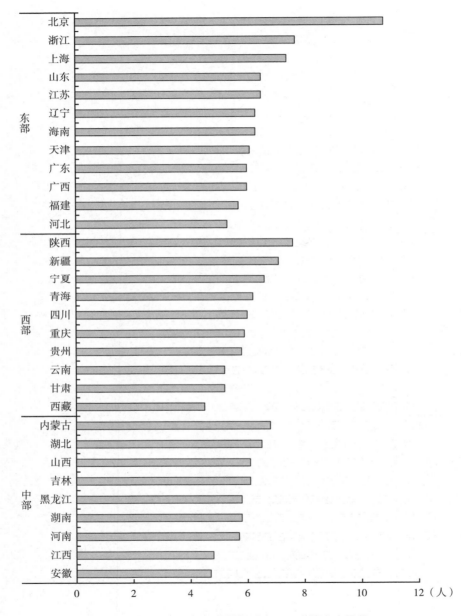

图 4 - 18 2016 年各省份每千人口卫生技术人员数

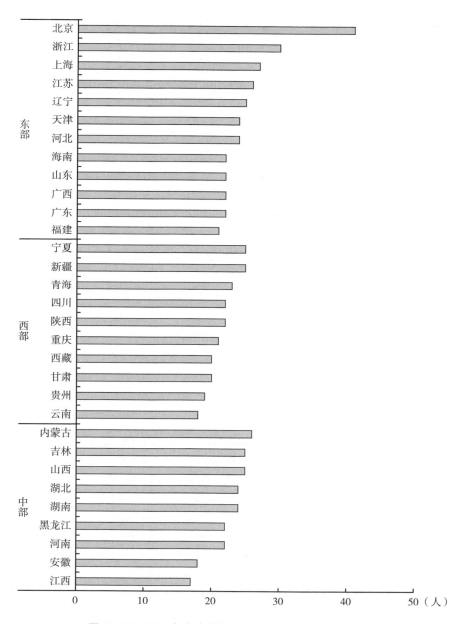

图 4 – 19　2016 年各省份每万人口执业（助理）医师数

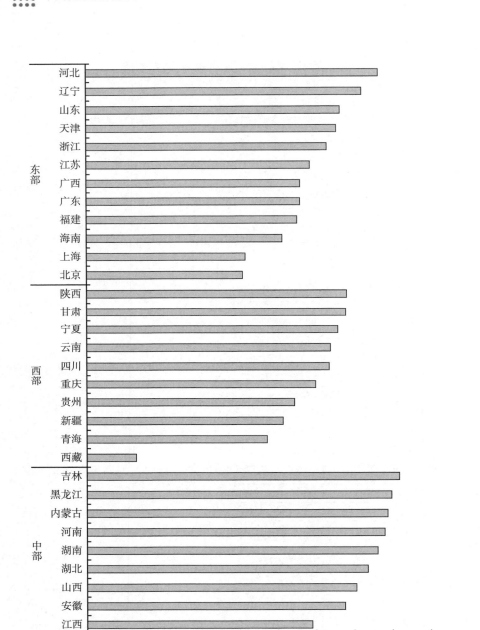

图 4 – 20　2014 年各省份个人卫生支出占卫生总费用的比重

4.1.4　健康保障指数现状

健康保障指数设置了"城镇基本医疗保险覆盖率"指标，该指标是对居民社会保障状况的标示，一定程度上反映了中国健康保障体系的设计和建设的完善程度。

如表4-7和图4-21所示，全国各地区健康保障指数排名前五的分别为重庆、山东、广东、浙江和河北，其中，重庆为西部地区，其他地区均为东部地区。重庆市出台的《重庆市人民政府关于促进健康服务业发展的实施意见》（渝府发〔2014〕14号）和《重庆市关于印发〈重庆市人力资源和社会保障事业发展"十三五"规划〉的通知》（渝府办发〔2016〕186号）中均提到要加快健康保障事业的发展，健全完善更加公平可持续的社会保障制度。山东省的健康保障指数排名第二位，其2015年实行的"并轨医保"制度大大促进了其健康保障事业的发展。另外，西部地区的宁夏

表4-7　2016年各省份健康保障指数得分及排名

单位：分

排名	省　份	健康保障指数	排名	省　份	健康保障指数
1	重　庆	98.70	17	江　西	68.11
2	山　东	91.12	18	湖　南	67.90
3	广　东	91.08	19	新　疆	67.79
4	浙　江	89.61	20	湖　北	66.02
5	河　北	89.60	21	福　建	65.95
6	宁　夏	88.96	22	青　海	65.83
7	北　京	84.50	23	陕　西	65.67
8	上　海	82.67	24	山　西	64.86
9	天　津	79.84	25	贵　州	63.78
10	四　川	76.79	26	安　徽	63.35
11	辽　宁	73.92	27	河　南	62.87
12	吉　林	72.42	28	甘　肃	62.82
13	江　苏	72.13	29	云　南	62.74
14	海　南	69.19	30	广　西	62.14
15	黑龙江	69.15	31	西　藏	61.16
16	内蒙古	68.53			

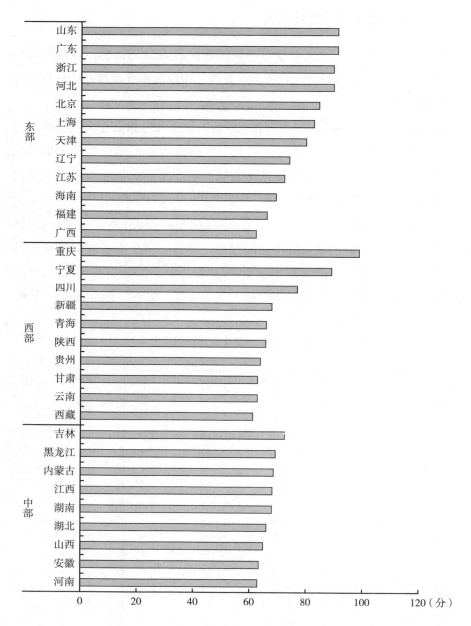

图 4 - 21   2016 年各省份健康保障指数得分

表现突出，尽管其人均地区生产总值（47194元）仅排名全国15位，但其健康保障指数却超越东部大部分地区，位居全国第六位，宁夏的城镇基本医疗保险覆盖率为88%，居全国第六位。宁夏落实"十三五"医改规划，健全全民医保制度。落实《关于积极推进医疗医保医药联动改革的实施意见》（宁政办发〔2017〕42号），加快推进医保支付方式改革与城乡居民跨省就医直接结算工作，建立健全综合监管制度，实现了医疗保障水平的大幅度提升。

如图4-22所示，就2016年的城镇基本医疗保险覆盖率来看，位于全国领先水平的不仅包括北京、天津、山东、广东、浙江、河北等东部发达地区，重庆、宁夏这两个西部地区的城镇基本医疗保险覆盖率也较高，其中，重庆位于全国首位。重庆市在医疗保险缴费、参保方面持续性跟进，不断提供建议与政策。先后印发《重庆市城镇职工医疗保险市级统筹办法和重庆市城乡居民合作医疗保险市级统筹办法》与《关于做好2017年城乡居民合作医疗保险参保缴费有关工作的通知》，统一全市医疗保险经办管理、基金管理等管理过程，落实医疗保险政策。

宁夏虽处在西部地区，但其城镇基本医疗保险覆盖率却达到全国第六。为加大健康中国建设力度，提升健康保障能力，国家及宁夏回族自治区政府出台了多项政策。《转发人力资源社会保障厅卫生计生委〈关于积极推进医疗医保医药联动改革实施意见〉的通知》要求建设重特大疾病补充医疗保障机制；《"健康宁夏2030"发展规划》指出要提高健康保障水平，进一步完善健康保障体系。这些政策与规划联合推动了宁夏健康保障水平的提升。

山东省城镇基本医疗保险覆盖率为92.38%，位居全国第二。山东省于2015年1月1日开始实行并轨医保制度，横向上，城乡居民基本医疗保险和城镇职工基本医疗保险实现了医疗保障体系全民覆盖；纵向上，城乡居民大病医保取消病种限制，起付标准和最高支付限额等提高，这诸多变化体现出政策进一步向重大疾病患者倾斜，职工医保、居民医保和新农合三轨制医疗保险建立起了基本覆盖城乡全民的医疗保障体系。2016年，山东省发布的医药卫生体制改革重点中强调，要落实医保支付向基层倾斜政策，整合城

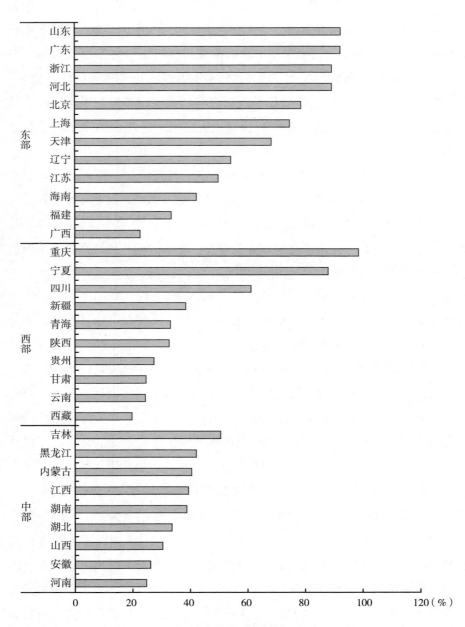

图 4－22　2016 年各省份城镇基本医疗保险覆盖率

镇居民基本医疗保险和新型农村合作医疗制度，加快城镇居民医保和新农合制度的整合进度。这一医改措施与山东省的城乡并轨医保一同促进了山东省城镇基本医疗保险覆盖率的提升。

4.1.5　健康环境指数现状

健康环境指数反映出地区自然生态环境发展程度与环境污染程度，关系到地区居民的生活环境。健康环境与居民健康密不可分，良好的健康环境是居民身体健康的基础。健康环境指数设置了"森林覆盖率""人均分摊化学需氧量""人均分摊二氧化硫排放量"等基础性的环境要素指标，这些指标对自然环境状况与环境污染程度的量化描述，给出了健康自然基础的图景（见表4－8）。

表4－8　健康环境指数衡量指标

指标	森林覆盖率(%)
	人均分摊化学需氧量(千克)
	人均分摊二氧化硫排放量(吨/万人)
	地级及以上城市空气质量优良天数比率(%)
	人均分摊废水排放总量(吨)

健康环境指数既与地区的原始生态环境有关，也与地区的生态环境建设与保护有关。如表4－9所示，2016年健康环境指数排名前五的地区均为生态环境较好的地区。排名第一的福建省森林覆盖率为66%，全国排名第一。排名第二的海南省人均分摊二氧化硫排放量仅为18.49吨/万人，强于除西藏、北京在内的其他地区。

在其他指数上表现突出的北京、上海、天津等大城市，在健康环境指数方面的表现却远远不如一些西部地区（见图4－23）。这些经济发达的大城市，居民私家车拥有量与人口密度较高。2016年，北京汽车保有量为564万辆，居全国第一。机动车污染现已成为主要的污染物排放源，大城市私家车较多，汽车尾气排放量大，造成空气质量下降，破坏了生态环境。

表 4 – 9　2016 年各省份健康环境指数得分及排名

单位：分

排名	省　份	健康环境指数	排名	省　份	健康环境指数
1	福　建	94.61	17	内蒙古	75.70
2	海　南	94.50	18	四　川	74.76
3	广　西	92.81	19	甘　肃	74.70
4	云　南	92.79	20	上　海	74.56
5	贵　州	88.49	21	陕　西	74.09
6	江　西	87.86	22	北　京	72.89
7	西　藏	84.01	23	青　海	72.56
8	广　东	83.95	24	山　西	72.08
9	吉　林	83.04	25	天　津	71.69
10	黑龙江	81.86	26	江　苏	71.60
11	湖　南	81.02	27	新　疆	70.75
12	浙　江	80.22	28	河　南	70.25
13	重　庆	79.52	29	河　北	70.19
14	安　徽	77.42	30	山　东	68.04
15	湖　北	76.82	31	宁　夏	67.84
16	辽　宁	76.51			

　　化学需氧量（COD）是以化学方法测量水样中需要被氧化的还原性物质的量，也即废水、废水处理厂出水和受污染的水中，能被强氧化剂氧化的物质（一般为有机物）的氧当量。在河流污染和工业废水性质的研究中以及废水处理厂的运行管理中，它是一个重要的而且能较快测定的有机物污染参数。化学需氧量越大，说明水体受有机物的污染越严重。二氧化硫排放量主要用来衡量大气中的二氧化硫含量。这两个指标均是衡量环境污染的重要指标。

　　2016 年，西部地区环境污染形势不容乐观，"先污染，后治理"的现象仍普遍存在，主要污染物排放总量仍未得到根本控制，固体废物综合利用水平明显偏低，因此，西部地区的人均分摊化学需氧量与人均分摊二氧化硫排放量普遍偏高（见图 4 – 24 和图 4 – 25）。中部地区如内蒙古、山西的人均分摊二氧化硫排放量显著高于东、中部其他地区，高于西部的大部分地区。

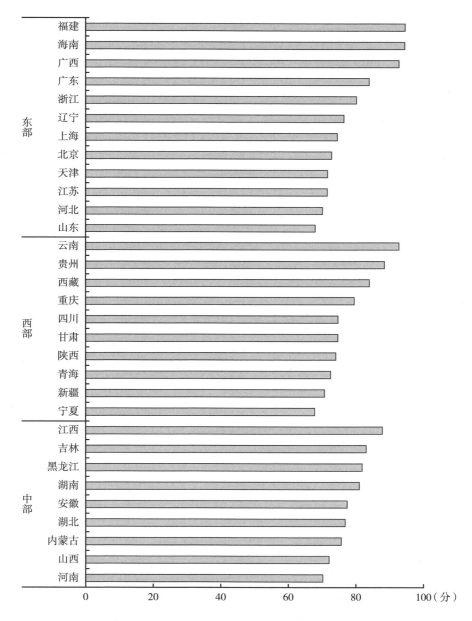

图4-23　2016年各省份健康环境指数得分

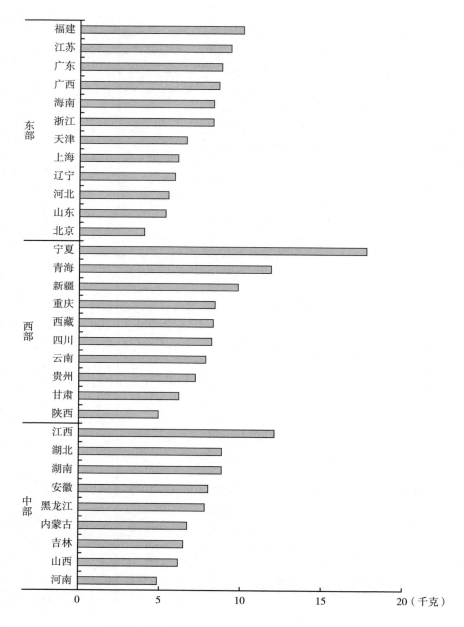

图4-24　2016年各省份人均分摊化学需氧量

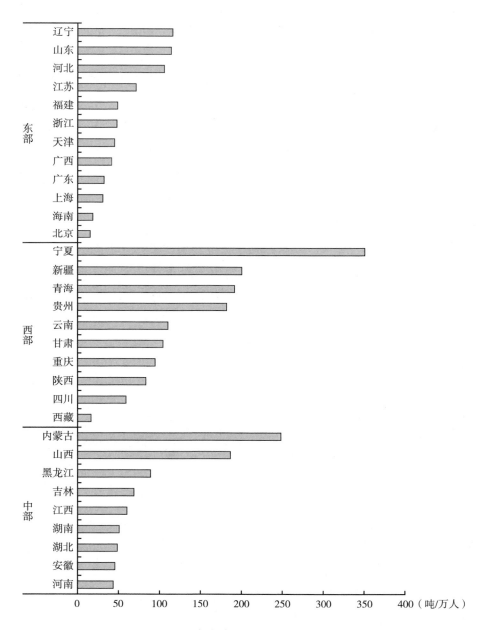

图 4–25　2016 年各省份人均分摊二氧化硫排放量

内蒙古和山西是典型的以能源工业为支柱产业的省份，山西省煤炭储量占全国的1/3，内蒙古位于露天矿群的集中地带，开采条件好，煤的开采量多，仅仅通过燃烧煤进行火力发电的这一过程中就会排出大量的二氧化硫。

2016年，宁夏人均分摊化学需氧量与人均分摊二氧化硫排放量均位于全国首位。党的十八大以来，尽管宁夏回族自治区认真贯彻落实党中央、国务院关于生态文明建设和环境保护的决策部署，确立建设"美丽宁夏"奋斗目标和"生态优先"发展战略，出台《关于落实绿色发展理念 加快美丽宁夏建设的意见》，在全国率先出台空间发展战略规划和空间发展战略规划条例，实行全区域草原禁牧封育，生态建设成效明显，但其在生态污染治理方面依然存在许多问题。

首先，贯彻落实国家环境保护决策部署存在差距。2013~2015年，全区9个县（市、区）在招商引资过程中引进医药、农药、染料中间体等项目近60个，加之部分企业环保设施运行和日常监管不到位，成为污染治理难点和群众投诉热点。2016年，自治区对石嘴山、吴忠等污染较重地区的 PM_{10} 年均浓度控制要求，较2014年《宁夏回族自治区大气污染防治行动计划（2013~2017年）》确定的目标分别放宽63%和62%，自行减压。2013~2015年，自治区分配各地市及宁东地区黄河水量总计约140亿立方米，但生态用水仅占2.75%，且呈逐年下降趋势。自治区本级财政2015年用于大气和水污染防治资金分别较上年同期减少58.4%和40.6%。

其次，有关部门履职不到位。太西炭基工业、众利达电力、金力实业、宝马化工铸造、天瑞发电等5家企业的12台小火电机组应于2011年淘汰，但至今仍未淘汰到位。平川化工、金益镁业、旭源绒毛等3家已经淘汰企业，仍列入2014年淘汰计划。督察抽查156家企业发现，贺兰县暖泉工业园区污水处理厂、宁东水务公司污水处理厂等71家企业环保设施不正常运行或污染物超标排放。2016年上半年，平罗恒达水泥、中冶美利纸业、平罗吉青矸石热电、平罗县供热公司、宝丰能源甲醇厂（自备电厂）、宁东铝业、和宁化学等企业，废气污染物部分排放指标超标50%以上。

最后，部分国家级自然保护区生态破坏问题突出。2013 年以来，宁夏 9 个国家级自然保护区中，6 个存在新建或续建开发活动点位，总共 149 处，其中 106 处为新建点位。贺兰山国家级自然保护区内的 86 家采矿企业中，81 家为露天开采，破坏地表植被，矿坑没有回填，也未对渣堆等实施生态恢复。神华宁煤汝箕沟煤矿两个采区侵占保护区核心区和缓冲区面积 108 公顷，且切断生态保护区生物廊道，弃土弃渣沿山随意堆放，破坏林地 347 公顷。秀江工贸菜园沟煤矿占用保护区核心区、缓冲区面积 166.3 公顷，且露天开采破坏自然环境。青年曼汽车有限公司以生态治理之名行资源开采之实，生态破坏问题突出。

森林是陆地生态系统最重要的组成部分，森林在涵养水源、调节气候、保持水土、保持生物多样性方面都具有极其重要的作用。截至 2015 年 12 月底，我国森林总面积已近 2.08 亿公顷，森林蓄积总量近 151 亿立方米，森林覆盖率达到 21.63%。森林覆盖率主要与地理位置和气候有关，因此，东部较发达地区如上海、天津等，因其市内地理面积有限，天然森林数量较少，故森林覆盖率较低。云南虽位于西部地区，但其气候适宜，自然环境好，森林较多，森林覆盖率相对较高。

2016 年，福建省和浙江省的森林覆盖率分别为 66.0% 与 59.1%，处于全国领先水平；而新疆、青海、宁夏、西藏等地域面积广的地区森林覆盖率却远远落后于其他地区（见图 4-26）。

森林覆盖率与地理环境和政府政策分不开。浙江省和福建省地处中国东南沿海，福建省"八山一水一分田"，是全国最绿的省份，空气、水质优良。福建海域面积 13.6 万平方公里，具有 3752 公里弯曲漫长的海岸线，生态系统较为丰富，主要有森林、农田、湿地和海洋。浙江省内"七山二水一分田"，丘陵山地在省内占据绝对面积，浙江地处亚热带季风气候，适宜树木生长。浙江省主要的山脉多为武夷山脉的余脉，包括四明山、天台山、天目山、莫干山、会稽山、括苍山、雁荡山等。而新疆、西藏等西部地区气候干燥，多以沙漠、戈壁为主，不具有沿海地区良好的地理环境。

2010 年 6 月，浙江省就做出了《关于推进生态文明建设的决定》，要求

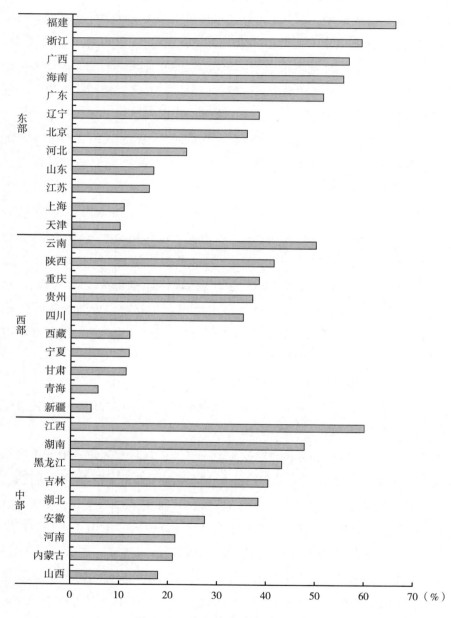

图 4-26 2016 年各省份森林覆盖率

加快建设"森林浙江"。在"十二五"期间，浙江各地扎实推进林业生态建设，积极探索林业改革，大力发展林业经济，全省林业改革和发展取得了重大进展，成效显著，对全省经济社会持续发展起到了十分重要的作用。"十三五"期间，浙江坚持"绿水青山就是金山银山"的现代林业发展道路，明确"五年绿化平原，十年建成森林浙江"的目标，不断推进工作，建立现代生态林业、现代富民林业和现代人文林业，积极打造"全国深化林业综合改革试验区"和"全国现代林业经济发展试验区"。

福建省委省政府高度重视林业生态建设，"十二五"以来，福建林业取得了显著成绩。2013 年福建率先在全国开征森林资源补偿费，至 2015 年末，全省累计征收森林资源补偿费 37.36 亿元，2016 年 8 月 1 日起停征森林资源补偿费。2014 年在全国率先开展林地"占补平衡"试点，探索林地保护管理新模式，2016 年规划补充林地 17.6 万亩。

如图 4-27 所示，2016 年全国 31 个省份中有 25 个省份地级及以上城市空气质量优良天数比率均超过 60%，其中，福建省达到 98.63%，基本全年空气质量都达到及好于二级。福建省的森林覆盖率也位居全国首位。由此可见，良好的生态环境与政府积极的政策对福建省的环境改善起到了决定性的作用。

山东、河北、河南、四川、陕西和北京这六个地区地级及以上城市空气质量优良天数比率未达到 60%。这几个地区处于重工业集中地区，因此污染物排放量较多。北京、河北地区的雾霾程度较为严重。虽然北京市的重污染工业项目已逐渐外迁，但是周边地区如河北的工业项目仍然较多，导致北京地区的污染程度依旧比较严重，且因位居北方，风沙较大，导致空气质量较差。

4.1.6 综合指数现状

综合指数考察了健康水平、健康生活、健康服务、健康保障、健康环境这五个维度，是对健康中国发展现状最直接、最全面的描述，是对五个一级指标的综合概述。

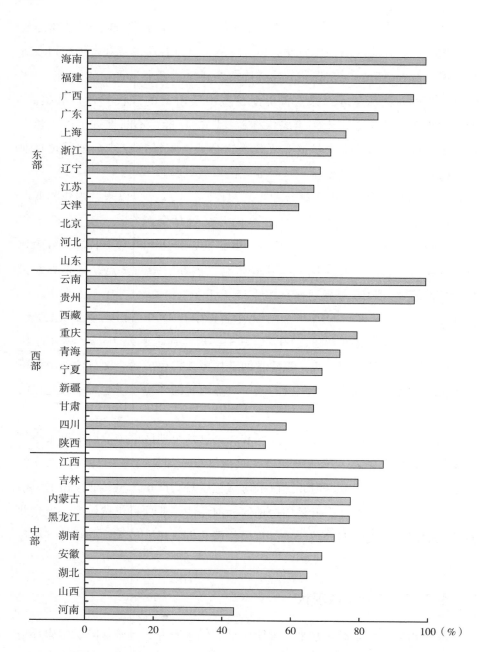

图 4-27　2016 年各省份地级及以上城市空气质量优良天数比率

如表4－10和图4－28所示，2016年，天津、北京、浙江、上海和重庆的健康综合指数排名全国前五，其中前四位均位于经济较发达的东部地区，并且这五个地区的人均地区生产总值也排在全国前五位（见表4－11）。而西藏、云南、新疆等西部地区，由于经济发展水平相对较低，人均地区生产总值也排名靠后，在健康城市建设方面的资金投入也弱于东部的发达地区。因此，这些西部地区的健康综合指数在全国的排名靠后，西藏地区甚至排名最后一位。

表4－10　2016年各省份综合指数得分及排名

单位：分

排名	省　份	综合指数	排名	省　份	综合指数
1	天　津	95.69	17	湖　南	81.85
2	北　京	92.13	18	黑龙江	81.65
3	浙　江	87.27	19	贵　州	81.13
4	上　海	87.18	20	江　西	81.08
5	重　庆	85.92	21	宁　夏	79.71
6	江　苏	84.68	22	陕　西	79.57
7	山　东	84.17	23	青　海	79.48
8	福　建	83.98	24	河　北	79.39
9	吉　林	83.11	25	甘　肃	79.13
10	湖　北	83.04	26	云　南	79.09
11	广　东	82.84	27	山　西	79.00
12	内蒙古	82.68	28	安　徽	78.91
13	四　川	82.63	29	新　疆	78.20
14	辽　宁	82.31	30	河　南	77.44
15	广　西	82.31	31	西　藏	73.50
16	海　南	81.89			

如表4－10所示，健康综合指数排名第一的天津，健康服务指数同样居全国首位，健康水平指数位于全国第二位。作为"健康中国"战略的首批受益城市，为配合健康中国的建设，天津市大力推动全民健身工作的开展，坚持改革创新，不断推进群众体育、竞技体育和体育产业的全面发展。在卫生医疗方面，高度重视结核病等传染病的防治工作，树立大健康的理念，加快健康中国的建设步伐。

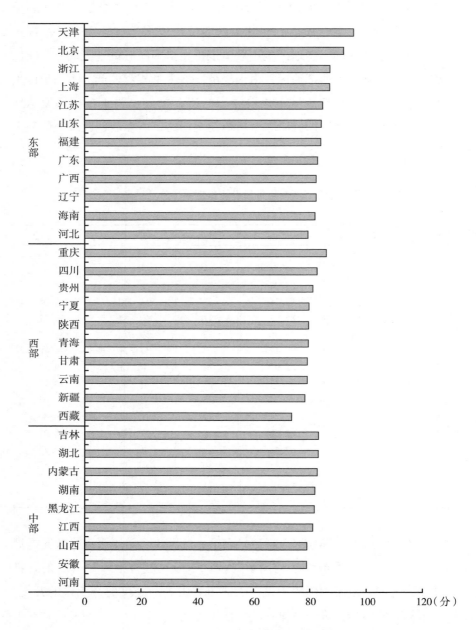

图 4 – 28　2016 年各省份综合指数

表4-11　2016年各省份人均地区生产总值及排名

单位：元

排名	省份	人均地区生产总值	排名	省份	人均地区生产总值
1	北　京	118198	17	海　南	44347
2	上　海	116562	18	青　海	43531
3	天　津	115053	19	河　北	43062
4	江　苏	96887	20	河　南	42575
5	浙　江	84916	21	新　疆	40564
6	福　建	74707	22	黑龙江	40432
7	广　东	74016	23	江　西	40400
8	内蒙古	72064	24	四　川	40003
9	山　东	68733	25	安　徽	39561
10	重　庆	58502	26	广　西	38027
11	湖　北	55665	27	山　西	35532
12	吉　林	53868	28	西　藏	35184
13	陕　西	51015	29	贵　州	33246
14	辽　宁	50791	30	云　南	31093
15	宁　夏	47194	31	甘　肃	27643
16	湖　南	46382			

　　综合指数排名第二的北京在健康水平指数与健康生活指数维度均列第一，健康服务指数排名第二，这表明北京市与天津市在健康中国的建设发展上表现皆较为均衡。为贯彻落实全国卫生与健康大会精神和《"健康中国2030"规划纲要》，北京市印发了《"健康北京2030"规划纲要》，对健康水平、健康生活、健康服务、健康保障与健康环境均提出了明确的发展目标，如"到2030年，实现人均期望寿命超过83.4岁，婴儿死亡率、5岁以下儿童死亡率、孕产妇死亡率分别降至3.0‰以内、4.0‰以内和8/10万以内，缩小城乡居民健康水平差距"的健康水平发展目标和"整合型医疗卫生服务体系和完善的全民健身公共服务体系全面建立，医疗卫生服务供给模式进一步完善，医疗服务水平和质量稳步提升。本市每千常住人口执业（助理）医师数达到5.8人"的健康服务发展目标等。具体全面的发展规划是政策落实的有力保障，北京市《"健康北京2030"规划纲要》完善了体

制机制，提高了监管监督力度，促使北京市的健康事业全面均衡发展。

西藏地区经济发展水平相对落后，其健康水平指数位于全国最末位，健康服务指数也仅位居第 29 位，主要是高寒、缺氧、多山、强紫外线型的地理环境与落后的经济发展和教育水平对其健康中国的建设发展造成了阻碍。

部分省份虽然在某个维度上表现较好，但由于在其他方面表现一般，因此制约了综合指数的总体表现。例如，福建的健康环境指数居全国首位，但是在其他维度上表现较弱，如其健康保障指数排名居全国第 21 位，健康服务指数仅居第 25 位，基本处于中下游水平。因此，若要全面提升健康建设水平，需要从健康中国建设的多方面进行全盘考虑，实现均衡发展。

比较分析健康中国综合指数排名，可得出如下结论。

（1）健康中国建设水平与经济发展的程度密切相关。健康中国建设与经济发展水平以及经济发展成果的转化密切相关。健康中国综合指数排名前五位的天津、北京、浙江、上海和重庆，均为经济较为发达的地区。经济发展水平对健康中国建设水平具有显著的影响作用，健康中国综合指数排在前五位的地区，人均地区生产总值（2016 年）也均位于全国前十位（见图 4 - 29、表 4 - 12）。

（2）健康中国建设水平与居民经济收入相关。健康中国建设，首先需要坚实的经济基础作为建设支持和保障。从数据上看，综合指数排名第一位的天津，2016 年其城镇居民人均可支配收入排名全国第四位；综合指数排名第二位的北京，该指标排在第二位；综合指数排名第三位的浙江，该指标排在第三位（见图 4 - 30、表 4 - 13）。

（3）健康中国建设水平与健康资源要素优势能否向效率优势转化相关。2016 年，天津市的综合健康指数位居全国首位。天津市的健康服务指数也排名全国首位，这表明天津市的医疗资源较为充足，其中，每 100 万人三甲医院数（1.98 家）这一指标仅次于北京，位居全国第二，居民平均就诊次数（7.68 次）位于全国第三位。天津市的健康水平指数排名全国第二，在直接表征健康水平的指标上，天津市的人均预期寿命（81.84 岁）位于全国前列。由此可见，天津市医疗资源向健康成果转化的效率非常高。

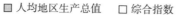

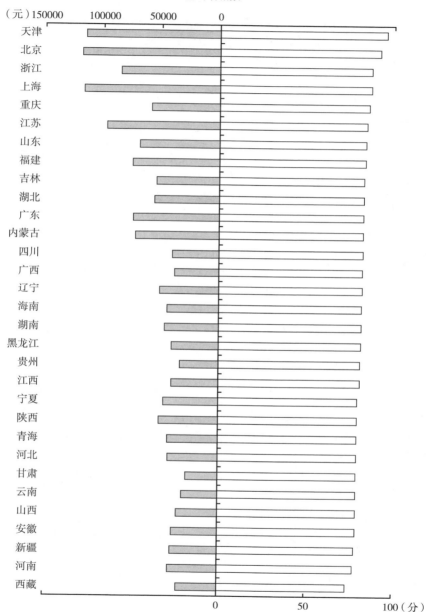

图4-29 2016年各省份综合指数与人均地区生产总值对比情况

表 4-12 2016 年各省份综合指数与人均地区生产总值对比情况

省 份	综合指数排名(位)	综合指数(分)	人均地区生产总值排名(位)	人均地区生产总值(元)
天 津	1	95.69	3	115053
北 京	2	92.13	1	118198
浙 江	3	87.27	5	84916
上 海	4	87.18	2	116562
重 庆	5	85.92	10	58502
江 苏	6	84.68	4	96887
山 东	7	84.17	9	68733
福 建	8	83.98	6	74707
吉 林	9	83.11	12	53868
湖 北	10	83.04	11	55665
广 东	11	82.84	7	74016
内蒙古	12	82.68	8	72064
四 川	13	82.63	24	40003
辽 宁	14	82.31	14	50791
广 西	15	82.31	26	38027
海 南	16	81.89	17	44347
湖 南	17	81.85	16	46382
黑龙江	18	81.65	22	40432
贵 州	19	81.13	29	33246
江 西	20	81.08	23	40400
宁 夏	21	79.71	15	47194
陕 西	22	79.57	13	51015
青 海	23	79.48	18	43531
河 北	24	79.39	19	43062
甘 肃	25	79.13	31	27643
云 南	26	79.09	30	31093
山 西	27	79.00	27	35532
安 徽	28	78.91	25	39561
新 疆	29	78.20	21	40564
河 南	30	77.44	20	42575
西 藏	31	73.50	28	35184

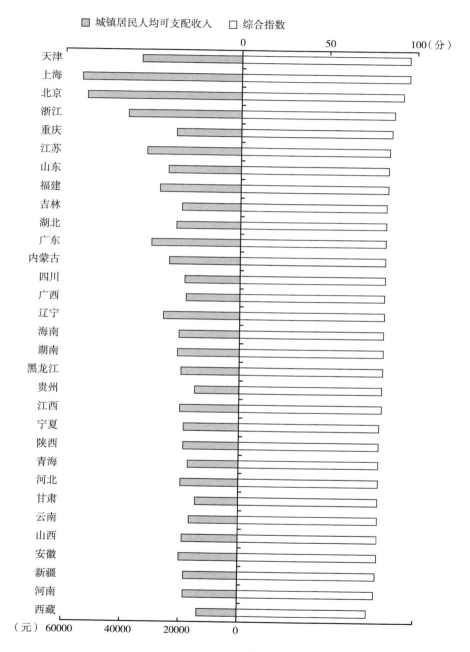

图 4-30 2016 年各省份综合指数与城镇居民人均可支配收入对比情况

表 4 – 13　2016 年各省份综合指数与人均可支配收入对比情况

省　份	综合指数排名（位）	综合指数（分）	城镇居民人均可支配收入排名（位）	城镇居民人均可支配收入（元）
天　津	1	95.69	4	34074
北　京	2	92.13	2	52530
浙　江	3	87.27	3	38529
上　海	4	87.18	1	54305
重　庆	5	85.92	11	22034
江　苏	6	84.68	5	32070
山　东	7	84.17	9	24685
福　建	8	83.98	7	27608
吉　林	9	83.11	17	19967
湖　北	10	83.04	12	21787
广　东	11	82.84	6	30296
内蒙古	12	82.68	10	24127
四　川	13	82.63	23	18808
辽　宁	14	82.31	8	26040
广　西	15	82.31	26	18305
海　南	16	81.89	14	20653
湖　南	17	81.85	13	21115
黑龙江	18	81.65	18	19839
贵　州	19	81.13	29	15121
江　西	20	81.08	15	20110
宁　夏	21	79.71	22	18832
陕　西	22	79.57	21	18874
青　海	23	79.48	27	17302
河　北	24	79.39	19	19725
甘　肃	25	79.13	30	14670
云　南	26	79.09	28	16720
山　西	27	79.00	20	19049
安　徽	28	78.91	16	19998
新　疆	29	78.20	25	18355
河　南	30	77.44	24	18443
西　藏	31	73.50	31	13639

健康中国指标体系中某些资源要素的指标数据较高，但并不一定意味着在医疗效率和健康成果的指标上也能有较好的表现。新疆每千人口医疗卫生机构床位数（6.54 张）位居全国首位，但其孕产妇死亡率（31.9/10 万）却是全国第二高，资源转化效率低导致其指标表现差，因此，新疆的综合健康指数仅排第 30 位。

通过以上分析不难发现，排名前五位的省、区、市，其排名位次与其人均 GDP、人均可支配收入等经济指标在全国的排名情况十分相似。然而，如前所述，各项经济、社会、医疗资源的数据水平并不能直接换算为健康发展的水平，仍然需要考察量化数字之外的因素，以及从健康资源要素向健康成果转化的中间过程。

4.2 发展趋势对比

4.2.1 健康水平指数发展趋势

健康水平指数是一项集中反映某地区健康水平情况的综合性指数。衡量一个国家或地区居民健康水平可以通过人均预期寿命、婴儿死亡率、孕产妇死亡率、出生体重小于 2500 克婴儿比重、居民平均就诊次数、居民年住院率以及甲乙类法定报告传染病发病率等指标来表现。健康水平指数的大小由上述指标指数根据一定权重计算得到。

由于直接使用健康水平指数不利于纵向趋势分析，我们通过计算当年与前一年的指数之差，得到该指数当年的进步指数，以进行相关分析。我们利用 2014 年、2015 年、2016 年三年的健康水平指数计算得到 2015 年健康水平进步指数和 2016 年健康水平进步指数，以便进行趋势分析，如表 4 - 14、图 4 - 31 所示。

从全国范围来看，多数省份的健康水平进步指数为正值，这说明我国健康水平有提高的趋势。东部省份的健康水平指数普遍高于中部省份，而中部省份的健康水平指数又普遍高于西部省份，这与东中西部各省份的经济发展状况、思想文化观念、政策等因素有关。

表 4 – 14 健康水平指数及健康水平进步指数得分

单位：分

省　份	健康水平指数			健康水平进步指数	
	2014 年	2015 年	2016 年	2015 年	2016 年
辽　宁	89.27972	89.53467	89.57553	0.254954	0.040854
北　京	93.02528	93.74435	94.16361	0.719065	0.419258
天　津	91.46940	92.08958	92.49855	0.620174	0.408977
河　北	83.79536	83.97180	84.28852	0.176439	0.316716
山　东	89.43858	89.71451	89.82609	0.275929	0.111589
江　苏	88.77555	89.21586	89.42074	0.440310	0.204885
上　海	91.47550	91.53701	92.09133	0.061506	0.554318
浙　江	86.93623	86.87700	86.84572	− 0.059230	− 0.031280
福　建	85.00322	85.06186	85.31543	0.058644	0.253572
广　东	82.60613	83.56230	83.53337	0.956176	− 0.028940
广　西	80.94060	81.37642	81.83997	0.435821	0.463544
海　南	81.95395	82.76798	82.90545	0.814034	0.137465
山　西	84.70078	86.42472	86.90234	1.723932	0.477620
内蒙古	84.71705	86.09812	86.19671	1.381068	0.098589
吉　林	87.78439	88.38653	88.74909	0.602143	0.362563
黑龙江	87.05711	87.66592	88.04598	0.608804	0.380057
安　徽	87.25403	86.67026	87.77661	− 0.583760	1.106345
江　西	85.16157	85.01363	85.00831	− 0.147930	− 0.005320
河　南	84.84944	85.16498	85.31228	0.315542	0.147294
湖　北	84.98564	85.41767	85.21939	0.432031	− 0.198280
湖　南	84.92577	85.29731	85.43584	0.371539	0.138530
陕　西	86.27253	87.70927	87.05701	1.436740	− 0.652260
甘　肃	83.41258	83.70878	83.72061	0.296197	0.011837
青　海	80.58151	81.09476	81.51800	0.513249	0.423247
宁　夏	83.14750	84.12413	84.30155	0.976629	0.177417
新　疆	76.66475	77.11900	77.83438	0.454252	0.715384
重　庆	87.54247	87.11821	87.08203	− 0.424260	− 0.036180
四　川	85.72062	86.13604	86.09937	0.415428	− 0.036680
贵　州	82.76291	82.09275	84.24188	− 0.670160	2.149129
云　南	81.05813	81.37386	80.16400	0.315734	− 1.209870
西　藏	72.24787	71.86888	72.67435	− 0.378990	0.805467

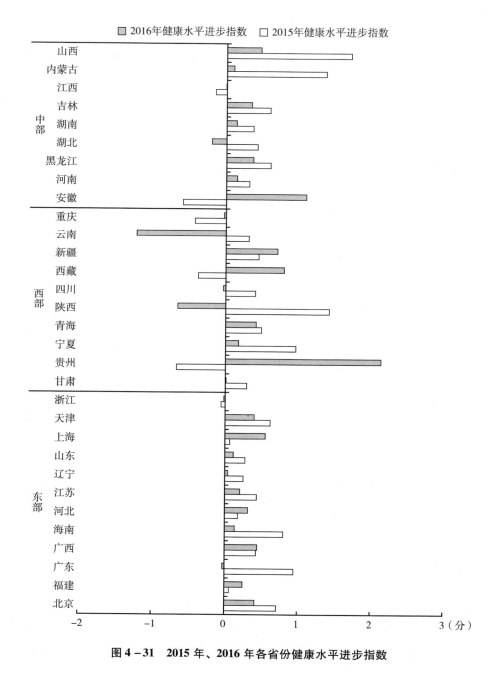

图4-31　2015年、2016年各省份健康水平进步指数

如图 4 - 31 所示，不同区域省份健康水平指数的增长情况不同，东部地区省份健康水平进步指数基本都为正值但是普遍偏小，表明东部省份健康水平有提高但较缓慢，这与其现阶段健康发展处于较高水平有关，个人健康意识强、医疗资源较丰富，因此进步空间相对较小；中部地区省份健康水平进步指数较高，健康水平的提高幅度大，表明当地政府及居民对健康情况的重视程度在加深；西部地区除云南省外大部分省份的健康水平指数提高明显。山西省 2015 年进步指数表现尤为突出，2014 ~ 2015 年健康水平有明显提高。一方面与政策支持有关，山西省在 2014 年提出《山西省妇女儿童健康行动计划（2014 ~ 2015 年)》，计划要求持续稳定地控制孕产妇死亡率、婴儿死亡率、出生缺陷率，以及解决危害妇女儿童特别是农村地区妇女儿童健康的疾患等问题，保障妇女儿童的健康状况，提高其健康水平；2015 年是山西省"十二五"规划的最后一年，"十二五"期间山西省各级部门高度关注居民健康水平情况以及健康规划的完成目标。另一方面，山西省居民的健康意识在近年来有很大的提升，人们越发关注自身健康状况，在思想文化理念上有了很大的转变。

在众多与健康水平指数相关的指标里，人均预期寿命、甲乙类法定报告传染病发病率以及孕产妇死亡率对综合指数的影响较大，因此接下来我们着重分析这三项指标。

4.2.1.1 人均预期寿命

人均预期寿命是指在一定的假设条件下，即目前各年龄的死亡率保持不变的条件下，在同一期间出生的人口在自然状况下预期能够从出生直到死亡所经历的平均寿命。我国的人均预期寿命从 1949 年中华人民共和国成立到 2016 年发生了巨大变化（见表 4 - 15）。

表 4 - 15　1949 ~ 2016 年我国人均预期寿命

	1949 年	1964 年	1982 年	1990 年	2000 年	2010 年	2016 年
人均预期寿命（岁）	35	64	68	68.6	71.4	74.8	76.5

受抗日战争、解放战争以及医疗条件等因素的影响，新中国成立初期我国人均预期寿命较低，仅为 35 周岁，经过一段时间的恢复，1964 年我国人均预期寿命达到 64 岁，和平的时代背景以及医疗卫生条件的改善使我国人均预期寿命表现出明显的上升趋势，到 2016 年，我国人均预期寿命已经达到 76.5 岁。

我们在东、中、西部地区分别选取 1～2 个具有代表性的城市，进行详细分析。选取情况如下：东部地区的上海市、中部地区的湖南省和西部地区的陕西省。

如图 4-32 所示，上海的人均预期寿命远高于湖南和陕西。无论是经济发展状况还是医疗卫生条件，上海都在全国范围内处于领先地位；另外，当地居民的保健意识较强，注重饮食健康，近年来以"少油少盐糙米沙拉"为卖点的餐饮企业越来越多。但是总体来看，上海的人均预期寿命变化幅度较小，仅处于小幅慢速的增长状态，上升空间十分有限。上海市 2017 年 9 月发布了《"健康上海 2030"规划纲要》，有了政策的扶持，预计上海的健康水平将迎来新一轮的提升。中部地区的湖南省与西部地区的陕西省人均预期寿命相差不大，二者的上升趋势都较为明显，且存在较大的上升空间。中西部地区受其经济发展条件的制约，医疗卫生水平较东部地区偏低，易影响其人均预期寿命。湖南省在《湖南省"十三五"卫生与健康规划》中明确了发展目标——到 2020 年湖南人均预期寿命达到 77 岁，卫生计生事业发展方式将从以疾病为中心向以健康为中心转变；陕西省也在其"十三五"规划中提出目标：人均预期寿命达到 76.7 岁，以实施健康陕西计划为总览，全面促进陕西省医疗卫生事业的改革与发展。

总而言之，各省、自治区、直辖市都十分重视当地居民预期寿命情况，积极出台各项相关政策促进硬件的提高、指标的增长，同时不断地宣传健康生活方式的益处，促进居民健康意识的不断增强与生活方式的良性转变。但是西部地区部分省份，由于受其地理因素、气候因素等的制约，提高人均预期寿命较为困难。因此，在本地区自身完善的基础之上，政府应予以一定的政策倾斜，促进人均预期寿命的增长。随着人均预期寿命的不断提升，人口结构势必也会出现一些变化，如老龄化的问题，使得中青年人的养老负担持续加重，社会养老保障体系也遭受沉重负荷。老年人医疗卫生消费支出的比重越来越大，相应社会服务的市场需求也将扩大。因此在追求提升人均预期寿命的同时，也应加快配套设施的建设，使老年人能够老有所依、老有所养。

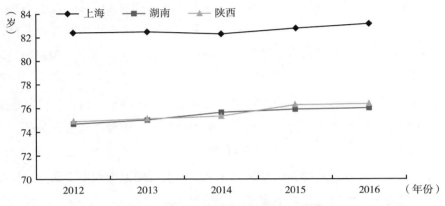

图 4 – 32　2012～2016 年部分省份人均预期寿命变化情况

4.2.1.2　甲乙类法定报告传染病发病率

甲乙类法定报告传染病发病率是指某年某地区每 10 万人口中甲、乙类法定报告传染病发病情况，即甲乙类法定报告传染病发病率 = 甲、乙类法定报告传染病发病数/人口数×100000。甲类传染病，也称为强制管理传染病，包括鼠疫和霍乱；乙类传染病，也称严格管理传染病，有 26 种，包括传染性非典型性肺炎、人感染高致病性禽流感、病毒性肝炎、细菌性和阿米巴痢疾、伤寒和副伤寒、艾滋病、淋病、梅毒、脊髓灰质炎等。

我们在东、中、西部各选取 1～2 个具有一定代表性的省份进行详细分析。东部地区选取天津市和广东省，中部地区选取河南省，西部地区选取新疆维吾尔自治区（见表 4 – 16）。

表 4 – 16　2012～2016 年部分省份甲乙类法定报告传染病发病率

单位：1/10 万

年份	天津	广东	河南	新疆
2012	146.33	317.55	314.18	624.48
2013	143.07	317.12	242.13	618.99

年份	天津	广东	河南	新疆
2014	148.98	360.75	216.68	611.78
2015	131.85	313.19	204.76	635.11
2016	129.66	320.16	192.25	606.70

不同传染病的传播途径不同，以艾滋病和传染性非典型性肺炎为例，引起艾滋病的 HIV 病毒主要通过血液、性接触和母婴等方式传播；传染性非典型性肺炎主要通过短距离飞沫、接触患者呼吸道分泌物等途径传播。影响甲乙类法定报告传染病发病率的因素众多，包括卫生防疫、人口流动、人的防控意识等。以天津为代表的东部地区部分省份的发病率较低，主要是因为其相关传染病防控较为严密、传染病预防知识普及、居民的防控意识较强、经济发展状况良好、医疗卫生条件较为先进等。总体来看，天津市近年来甲乙类法定报告传染病发病率不断降低，健康水平处于不断提升当中。广东省的甲乙类法定报告传染病发病率较高，这与其人口流动率大、外来人口多、人口密度大，以及多数居民的防范意识不强有直接关系。以河南省为代表的中部地区省份的发病率近年来有明显下降的趋势，发病率逐渐降低。新疆等西部地区省份由于受其医疗卫生、疾病防控等因素的影响，甲乙类法定报告传染病发病率较高，但仍保持一定的下降速度，发病率逐渐降低。

如图 4 - 33 所示，不同地区的发病率变化情况和变化趋势不同，大多数地区的发病率变化率都为负值，这说明我国大部分地区的发病率都处于下降状态。河南省发病率的下降速度近年来逐渐减缓，在这一过程中，传染病防控效率逐渐提高，对于突发事件的应急反应速度加快，对居民普及传染病相关防控意识的能力加强。天津市的发病率在 2014 年受流感及登革热影响，出现了上升状况，随后的 2015 年及 2016 年发病率又重回下降趋势；广东省同样在 2014 年出现发病率上升且上升幅度较大的情况。登革热是由登革病毒引起的蚊媒急性传播疾病，主要在热带及亚热带地区流行，广东省的气候状况适合登革热病毒的传播，并且由于其人口密度大，人口流动速度快等原因使该类传染病传播迅速。在疫情得到控制后，2015 年广东省发病率出现大幅下降。新疆地区的发病率变化不大，但总体有下降趋势，在完善疾病防控和医疗卫生建设的同时，也要关注居民自身的疾病防控意识，普及知识，预防传染病，发病后及时就医、及时隔离治疗，缩小传播范围。

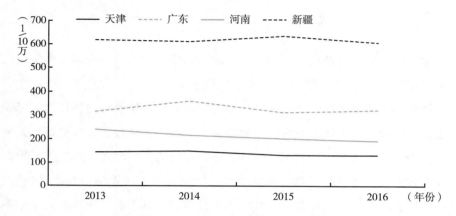

图 4 – 33　2013 ～ 2016 年部分省份甲乙类法定报告传染病发病率变化情况

4.2.1.3　孕产妇死亡率

孕产妇死亡率是指每万例活产或每十万例活产中孕产妇的死亡数。从妊娠开始到产后 42 天内，因各种原因（除意外事故外）造成的孕产妇死亡均计在内。

孕产妇死亡率受经济发展水平、医疗卫生条件、思想文化观念等因素影响，在不同地区显示出不同的情况。为方便分析，我们从东部地区选取北京市，中部地区选取山西省，西部地区选取云南省，作为相应地区的代表，进行趋势分析。

如图 4 – 34 所示，东、西、中部地区省份的孕产妇死亡率有明显差异，东部地区北京市的孕产妇死亡率最低，中部地区的山西省次之，西部地区云南省的孕产妇死亡率最高。北京市由于其卫生医疗条件较好，加之孕产妇的自我保护意识较强，家庭对孕产妇的照料到位，相关的衍生产业如月嫂服务更加完善等原因，孕产妇更容易平稳度过孕产期。山西省的孕产妇死亡率近年来呈逐渐下降的趋势，这与其医疗卫生条件改善，人们的健康意识提升，医疗卫生常识不断丰富有很大关系。云南省由于其特殊的

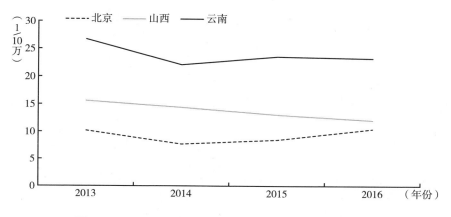

图 4 - 34 2013 ~ 2016 年部分省份孕产妇死亡率变化情况

地理因素，部分城市的经济状况与医疗条件较为落后，居民的健康保健意识缺乏，孕产妇在妊娠期内不按时体检，生活质量没有较大改善，致使孕产妇死亡率表现较高。但近年来云南省各项措施的不断提出和完善也使得孕产妇死亡率有一定下降。我国自 2011 年起逐步放开二孩生育，2015 年 10 月起全面实施二孩政策，2016 年的孕产妇死亡率在许多省份都出现了一定的上升情况，二孩政策放开后对医院医疗卫生资源的需求进一步提高，同时由于出现了更多的高龄产妇，孕产妇死亡率出现了短暂的上升情况。在解决医疗资源紧张问题的同时应关注医疗卫生条件，不断宣传相关知识，使孕产妇及其家庭更加关注孕产妇健康问题。

4.2.2 健康生活指数发展趋势

健康生活指数是反映一个地区居民生活健康程度的综合性指数。一个国家或地区居民健康生活水平可以通过性别比、人口自然增长率、农村自来水普及率和卫生厕所普及率等指标综合表现。健康生活指数也是由上述指标指数按照一定权重计算得到的。

我们利用 2014 ~ 2016 年健康生活指数计算得到 2015 年及 2016 年健康生活进步指数（见表 4 - 17），以反映某地区健康生活状况及趋势。

表 4 – 17   健康生活指数及健康生活进步指数得分

单位：分

省　份	健康生活指数			健康生活进步指数	
	2014 年	2015 年	2016 年	2015 年	2016 年
辽　宁	75.48967	77.27623	78.04266	1.786557	0.766429
北　京	95.57920	94.02958	95.27301	– 1.549620	1.243425
天　津	92.34400	88.48044	89.61067	– 3.863560	1.130229
河　北	79.72513	82.41067	83.04468	2.685535	0.634014
山　东	89.28014	90.96622	89.07705	1.686077	– 1.889170
江　苏	92.87139	92.79892	93.37630	– 0.072460	0.577375
上　海	94.10155	92.54855	95.18643	– 1.553000	2.637882
浙　江	91.64015	92.74153	93.11857	1.101379	0.377038
福　建	87.43035	88.76620	89.17902	1.335850	0.412816
广　东	86.11144	87.27304	85.88941	1.161597	– 1.383630
广　西	78.54475	79.87741	79.23418	1.332654	– 0.643230
海　南	79.16474	80.91458	79.96253	1.749843	– 0.952060
山　西	77.41781	77.01706	77.99373	– 0.400750	0.976670
内蒙古	70.87457	71.10539	75.88313	0.230820	4.777742
吉　林	82.02280	82.40492	83.23957	0.382117	0.834650
黑龙江	76.43831	76.46981	77.63093	0.031497	1.161116
安　徽	73.95087	73.56866	71.96781	– 0.382200	– 1.600850
江　西	80.75832	81.54267	79.02343	0.784354	– 2.519240
河　南	77.74506	77.41657	78.58775	– 0.328490	1.171187
湖　北	81.56680	81.66441	81.34496	0.097609	– 0.319440
湖　南	77.14428	79.29391	80.37568	2.149628	1.081768
陕　西	63.32638	65.41362	66.10050	2.087242	0.686876
甘　肃	75.13141	76.21318	78.10560	1.081774	1.892414
青　海	77.14847	75.61664	77.02856	– 1.531830	1.411922
宁　夏	77.47907	79.23693	78.64107	1.757860	– 0.595850
新　疆	84.23402	85.13616	81.85630	0.902145	– 3.279860
重　庆	81.32137	83.06657	82.78642	1.745200	– 0.280150
四　川	76.63888	77.83428	78.93727	1.195399	1.102992
贵　州	71.86530	72.64690	73.49908	0.781598	0.852189
云　南	74.07544	74.62457	75.36567	0.549130	0.741100
西　藏	64.59677	64.26507	64.30371	– 0.331700	0.038637

多数省份 2015 年和 2016 年的健康生活进步指数都为正，这说明健康生活指数在不断提高，健康生活情况在不断改善。东部地区省份健康生活指数多高于中部地区省份和西部地区省份（见图 4 – 35）。

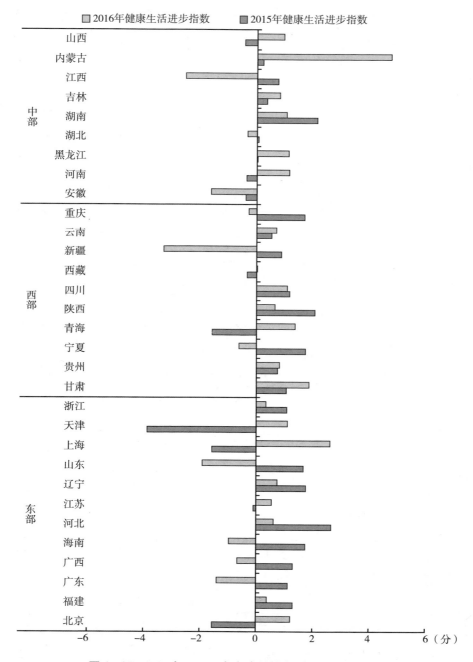

图4-35 2015年、2016年各省份健康生活进步指数得分

如图 4 - 35 所示,我国大部分地区的健康生活指数都呈现上升趋势。其中,东部地区省份的健康生活进步指数偏低,虽然多数东部地区省份经济发展状况、卫生条件、教育条件较好,居民的思想观念也在逐渐朝着好的一面转变,但由于其健康生活指数自身水平较高,因此进步空间较小。中部地区省份的健康生活指数多呈现上升趋势,其中内蒙古 2016 年的进步指数领跑各省。2016 年是"十三五"的开局之年,在"十三五"期间内蒙古自治区关注居民健康生活情况,开展城乡环境整治活动,提高农村卫生厕所普及率,完善水利基础设施网络,保障居民饮用水质量。西部地区省份的健康生活指数也普遍呈增长态势,且增速可观,这与各省、自治区、直辖市政府关注居民健康生活状况并加大对相关项目的投资以及居民自身意识的提高有很大关系。

在众多对健康生活指数产生影响的指标中,本报告选取权重较大的农村自来水普及率和卫生厕所普及率两项指标,对其进行详细分析。

4.2.2.1 农村自来水普及率

农村自来水普及率是反映某一地区居民健康生活状况的重要指标之一。农村居民的用水健康关系到其整体健康情况,许多疾病都是通过水源传播的,因此自来水的普及率是水利设施建设的一个重要目标,受经济发展状况以及政策实施影响较大。我们选取部分省份进行详细分析,部分省份农村自来水普及率情况如表 4 - 18 所示。

表 4 - 18   2012 ~ 2016 年部分省份农村自来水普及率

单位:%

年份	北京	上海	河南	陕西	四川
2012	99.55	100.00	62.2	54.4	59.3
2013	99.55	100.00	61.7	40.2	63.0
2014	99.55	100.00	69.0	40.2	65.6
2015	99.55	100.00	69.0	40.2	65.6
2016	99.55	100.00	69.0	40.2	65.6

由表 4 - 18 可看出,以北京市和上海市为代表的经济较为发达的东部地区,农村自来水普及率较高。主要原因是经济发展带动财政资金投入,使水

利设施更为完善。其中，上海的农村自来水普及率已达到100%，即实现全覆盖，居民取用水方便健康，生活质量较高。而早在2000年，上海市的自来水普及率便已达到99.98%，就已超过现今的一些中西部地区的省会城市，在此基础之上自来水行业仅通过加快自来水厂的建设来提高自来水服务供应能力，除此以外还通过加大对郊县村水厂的改造力度和加快深井水泵除铁除锰装置的安装进度以及继续实施自来水"切换水工程"等举措，扩大优质水的供水范围。在经济能力基础之上，上海市对于居民水资源使用问题的重视程度促使上海成为全国自来水普及率最高的省一级地区。我国在21世纪推出"村村通工程"，这是国家的一个系统工程，包括公路、电力、生活和饮用水、电话网、有线电视网和互联网工程等。河南省近年来自来水普及率不断上升，这与"村村通工程"有很大关系。河南省农村人口众多，提高农村自来水普及率符合居民的基本生活需求，加上省内政策扶持，自来水公司不断完善供水网络，促进了自来水普及率的不断提升。西部地区的陕西省和四川省农村自来水普及率都较低，这与其所处的地理环境有很大关系。以四川省为例，其地形复杂，山脉众多，山区居民往往呈分散型小聚落分布，自来水网建设难度大、耗资大，这对于技术以及资金供应都是很大的考验，近年来在各方的不懈努力之下，四川省的农村自来水普及率也不断上升，居民的生活状况得到很大改善。虽然我国农村自来水普及率总体上有上升趋势，但为改善农村居民生活健康程度，自来水的普及刻不容缓，政府应予以相应的政策支持、资金支持，从而提高农村自来水普及率。农村自来水普及率上升的同时，也要不断加强居民的节水意识，宣传合理适量用水，养成良好的用水习惯。

4.2.2.2 农村卫生厕所普及率

厕所是人们生活中必不可少的基本卫生设施，对公众健康至关重要，也是反映社会文明进步程度的重要标志之一。农村卫生厕所普及率是指符合农村户厕卫生标准的累计卫生厕所数占当地农村总户数的百分比。农村卫生厕所普及率的提升能够带来一定的健康效益、环境效益、经济效益和社会效益。

2004年以来，中央财政累计投入83.8亿元人民币，新建、改造2126.3

万户农村厕所。到 2016 年底，全国农村卫生厕所普及率已达 80.3% ，东部一些省份超过了 90% 。政策的扶持、资金的投入能够有效提高农村卫生厕所普及率，但由于各地区经济发展状况、扶持政策的不同，不同地区的农村卫生厕所普及率情况明显不同。

我们在东、西、中部地区分别选取一些有对比意义的省份进行详细的分析描述，结果如图 4 - 36 所示。

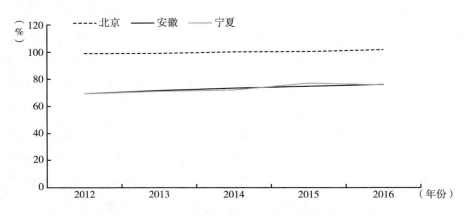

图 4 - 36　2012 ~ 2016 年部分省份农村卫生厕所普及率变化情况

从图 4 - 36 可看出，东部地区北京市的农村卫生厕所普及率明显高于中部地区的安徽省和西部地区的宁夏回族自治区，北京市甚至出现了农村卫生厕所普及率高于 100% 的情况，说明在北京农村每户符合标准的卫生厕所不止一个，从一定程度上反映出农村居民的生活状况良好。这与北京较为发达的经济状况有很大关系，一方面财政支持投入力度大，另一方面居民的卫生意识较强，经济状况较好的居民基本能够自费修缮卫生厕所。安徽和宁夏的农村卫生厕所普及率差异不大，由于其财政投入有限，居民收入不高及卫生意识较弱，卫生厕所普及率相较于东部地区省份有较大差异，但总体都有上升趋势且上升空间较大，各省份对此的关注度也逐渐有所提升。安徽省在"十二五"期间农村卫生厕所普及率超出预期水平，达到 67.2% ，延续到"十三五"期间安徽省仍旧关注居民健康生活状况，采取措施进一步提高农村卫生厕所普及率。宁夏回族自治区政府近年来十分关注农村建设，提出了建设健康农村的发展目标，并实施"厕所革命"专项行动，"十三五"期间要加快农村无害化卫生厕所改造，农村新建住房配套建设无害化卫生厕所，对于居住分散、污水不易集中收集的村庄，安装三格式化粪池、双瓮漏斗式卫生厕所等设施，鼓励建设净化槽等一体化分散式污水处理设施，提高粪便无害化处理和资源化利用水平。为促进居民的健康生活，在加强卫生厕所改造和建设的同时，也应注重卫生知识的普及，不断更新居民观念，促进我国居民健康生活全面均衡的发展。

4.2.3　健康服务指数发展趋势

健康服务指数能够反映一个国家或地区的健康服务水平。健康服务指数通过每 100 万人三甲医院数、每千人口医疗卫生机构床位数、每千人口执业（助理）医师数、每千农业人口乡镇卫生院人员数、每千农业人口乡镇卫生院床位数、个人卫生支出占卫生总费用的比重以及每千人口养老床位数等指标综合体现。

我们利用 2014 年、2015 年、2016 年的健康服务指数计算得到 2015 年及 2016 年的健康服务进步指数（见表 4 - 19），以反映某地区健康服务状况及趋势。

表 4 - 19　健康服务指数及健康服务进步指数得分

单位：分

省　份	健康服务指数			健康服务进步指数	
	2014 年	2015 年	2016 年	2015 年	2016 年
辽　宁	79.26054	78.04144	80.03314	- 1.219090	1.991699
北　京	101.62720	97.94734	103.94360	- 3.679890	5.996242
天　津	75.78825	91.93766	119.69010	16.149410	27.752440
河　北	76.33397	76.00873	75.91596	- 0.325240	- 0.092770
山　东	85.85229	83.00411	83.85513	- 2.848180	0.851025
江　苏	92.58815	82.08485	84.13920	- 10.503300	2.054353
上　海	84.04625	82.52205	84.93310	- 1.524200	2.411050
浙　江	83.27823	84.87277	88.98145	1.594544	4.108677
福　建	75.72668	75.26687	75.32397	- 0.459810	0.057098

省　份	健康服务指数			健康服务进步指数	
	2014 年	2015 年	2016 年	2015 年	2016 年
广　东	76.32737	75.28548	78.72696	−1.041890	3.441473
广　西	78.01131	79.29896	80.38720	1.287653	1.088244
海　南	74.80605	74.16379	75.29560	−0.642260	1.131812
山　西	73.88665	73.65031	75.72091	−0.236340	2.070601
内蒙古	84.55051	85.97310	87.81611	1.422585	1.843016
吉　林	77.42274	73.97612	77.36619	−3.446620	3.390069
黑龙江	75.93234	76.21143	77.11242	0.279087	0.900997
安　徽	72.36995	73.91113	74.18891	1.541186	0.277777
江　西	73.44624	74.42084	74.58956	0.974606	0.168715
河　南	72.03871	72.56870	73.33300	0.529993	0.764295
湖　北	83.26296	84.84594	87.17919	1.582985	2.333250
湖　南	75.61972	78.17138	80.38531	2.551664	2.213927
陕　西	77.77095	79.17684	82.09729	1.405897	2.920444
甘　肃	74.86907	77.79189	78.72209	2.922812	0.930204
青　海	84.48455	83.66824	84.19315	−0.816310	0.524908
宁　夏	70.97398	75.97076	80.78856	4.996781	4.817799
新　疆	84.04819	80.52214	82.78860	−3.526050	2.266455
重　庆	81.09197	88.00103	88.45655	6.909062	0.455516
四　川	81.39748	83.60530	85.78138	2.207817	2.176089
贵　州	72.13518	76.61129	78.62810	4.476106	2.016815
云　南	69.76535	71.08668	73.09786	1.321325	2.011186
西　藏	74.60731	86.72001	74.10275	12.112700	−12.617300

　　不同区域各省份的健康服务指数情况有差别，东部地区的健康服务指数在全国范围内相对较高，中部地区次之，西部地区相对较低。同时，从全国范围看各省份的健康服务指数基本为正值，这表明健康服务指数有不断升高的趋势，但不同地区上升的幅度有较大差异（见图 4 - 37）。

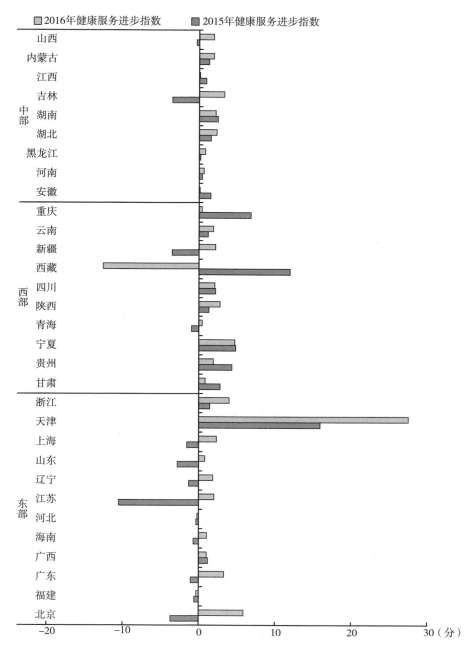

图 4 - 37　2015 年、2016 年各省份健康服务进步指数

119

如图 4 - 37 所示，东部地区大部分省份的健康服务进步指数偏低，说明健康服务指数增长幅度较小，这与其健康服务指数在现阶段偏高有关，因此增长速率放缓，增长空间变小。但天津市表现较为特殊，在 2015 年和 2016 年健康服务指数都有大幅度增长，2015~2020 年，正值天津自贸试验区、滨海新区开发开放、国家自主创新示范区、京津冀协同发展、"一带一路"等五大战略机遇叠加，是加速实现中央对天津定位，全面建成高质量小康社会的关键时期。天津市制定《天津市医疗卫生服务体系建设规划》，着力增加优质资源总量，重点调整三级医院布局结构，整体提升区级机构服务能力，全面强化基层服务功能，全面增加每千常住人口医疗卫生机构床位数、每千常住人口注册护士数等，提高天津医疗服务水平，满足发展需求。江苏省的每千农业人口乡镇卫生院人员数和每千农业人口乡镇卫生院床位数在 2015 年出现了下降，但是乡镇卫生院人员数和卫生床位数 2015 年相较于 2014 年有所增长，卫生人员数从 2014 年的 72367 人增长到 74704 人，床位数从 55551 张增长到 56396 张，这说明卫生人员数和床位数的增长并不能满足当地人口的需求。中部地区省份健康服务指数增长较为缓慢，西部地区省份的增长相对较快，因为其现阶段健康服务水平较低，还有很大的增长空间。现阶段，我国健康服务水平各省份差异较大，医疗资源分布不均，医护人才更愿意在经济较发达地区工作，同时各省份对健康服务的投入情况也不尽相同。为满足各省份对健康服务的需求，平衡医疗资源，政府应加大政策支持，一方面加大财政支持，提升医院硬件水平，另一方面鼓励医护人员支持家乡健康服务建设，提升医疗软实力。

在众多对健康服务指数产生影响的指标中，我们选取每千人口卫生技术人员数、每千人口医疗卫生机构床位数、每 100 万人三甲医院数和每千人口养老床位数四项二级指标进行分析。

4.2.3.1 每千人口卫生技术人员数

卫生技术人员是一个地区健康服务的重要组成部分，充足的医疗卫生技术人员数量有利于提升健康服务指数，满足当地居民的医疗服务需求。但是在现阶段，我国各地区的医疗卫生技术人员数在地理位置上分布较为不均衡，我们通过在东、中、西部地区选择部分省份，对该指标进行详细分析。

如图4-38所示，以北京为代表的医疗资源丰富、经济发展状况良好的东部地区省份的医疗卫生技术人员数明显高于中西部地区省份，但相较之下其增长幅度较小。经济发展程度较高、医疗设施丰富先进的城市环境对医疗卫生技术人员的吸引力较大，因此北京的医疗卫生技术人员居多，但由于医院数量有限，对医疗卫生技术人员的需求有限，因此其增长幅度较低。中部地区湖北省的每千人口医疗卫生技术人员数量增长幅度较大，以湖北为代表的中部地区省份，对医疗卫生技术人员的需求量较大，近年来中部地区各省份也在不断采取措施，如通过提高工资待遇、放宽落户政策等方式吸引相关人才，增加医疗卫生技术人员，以满足地方需求，提高医疗服务质量。西藏自治区由于其地理位置、气候条件等因素，区外医疗卫生技术人员前往西藏就业的期望水平较低，为增加相关医疗卫生技术人员，自治区定期开展区外专项引进卫生技术人员活动，提高人员待遇，吸引卫生技术人员前往藏区工作，同时鼓励藏区人民回乡促进西藏健康服务建设。在医疗相对发达地区，虽然每千人口医疗卫生技术人员数较高，但由于各地居民对于优质医疗资源的渴望与信任，大量人口由外地奔赴大城市就医，因此，若将外来人口就诊量计算在内会使每千人口医疗卫生技术人员数也偏低。随着各地对医疗卫生技术人员的引进，在医疗卫生资源分配均衡的基础上，这些问题将逐渐得到缓解。

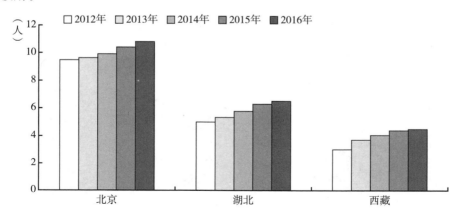

图4-38 2012~2016年部分省份每千人口卫生技术人员数变化情况

4.2.3.2 每千人口医疗卫生机构床位数,每100万人三甲医院数

每千人口医疗卫生机构床位数与每100万人三甲医院数在一定程度上具有正相关关系,每所三甲医院能够容纳的床位数量有限,但在各医疗机构中能够容纳的床位数量较多,住院区规模较大。不同地区、不同省份的每千人口医疗卫生机构床位数和每100万人三甲医院数有所不同,且波动幅度也不同。我们通过在东、中、西部地区各自选取部分省份进行分析描述。其中,东部地区选取北京市,中部地区选取江西省,西部地区选取西藏自治区。

如图4-39和图4-40所示,北京的每千人口医疗卫生机构床位数高于中部地区的江西省,也高于西部地区的西藏自治区,每100万人三甲医院数也明显高于江西省和西藏自治区。北京市的每千人口医疗卫生机构床位数变化幅度较小,但每100万人三甲医院数却有一定增长,医疗卫生机构数目是有限的,北京市新三甲医院多为医疗机构等级提高得到,医疗机构等级提高的同时规模也有所扩大,但是每千人口医疗卫生机构床位数变化幅度较小。江西和西藏的每千人口医疗卫生机构床位数有明显提高,但三甲医院数没有明显变化。三甲医院的评定是从坚持医院公益性、医院服务、患者安全、医疗质量安全管理与持续改进、护理管理与质量持续改进和医院管理等方面,遵循PDCA循环原理,采用A、B、C、D、E五档表述方式进行评审。三甲医院数目能够直接反映该地区的医疗服务质量,江西和西藏的医疗机构床位

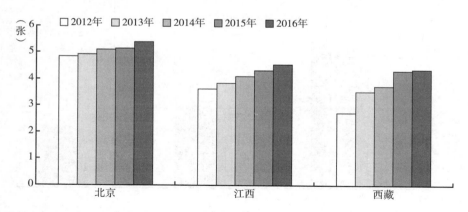

图4-39 2012~2016年部分省份每千人口医疗卫生机构床位数变化情况

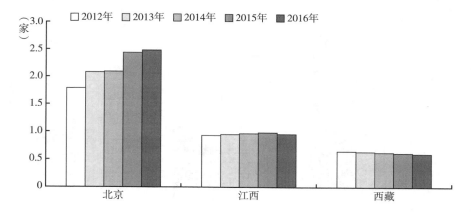

图 4 - 40 2012 ~ 2016 年部分省份每 100 万人三甲医院数变化情况

数在不断增长，但是其医疗服务等级变化不明显，医疗质量水平还需不断提高。我国的医疗资源分布不均衡，经济发达地区的医疗资源相对充裕而且资源优质，经济欠发达地区的医疗资源有待提升。各省在提升医疗资源硬件设施的同时，要加大力度引进医疗人才，提高医疗服务的内在软实力。

4.2.3.3 每千人口养老床位数

2017 年底，我国老年人口（60 岁以上）已经达到 2.41 亿人，占全国总人口的 17.3%，仅 2017 年一年，新增加的老年人口就超过 1000 万人，我国老龄化程度不断加重。与此同时，对于养老服务的需求也在不断增长，每千人口养老床位数能在一定程度上反映我国养老服务的情况。

我们在东、中、西部分别选取一个典型省份对 2012 ~ 2016 年的变化情况进行分析。

如图 4 - 41 所示，不同区域省份的每千人口养老床位数有较大差别，东部地区省份的每千人口养老床位数相对较高。浙江省的养老设施相对完善，随着我国老年人口数不断增多，对养老服务的需求也越来越高。一方面，浙江省等东部省份的经济发展状况良好；另一方面，养老问题在这些省份变得越来越突出，人均预期寿命不断增加，医疗卫生环境较好，老年人的数量在全国范围内都排名靠前，老龄化程度较深，客观因素敦促浙江省关注养老问题。

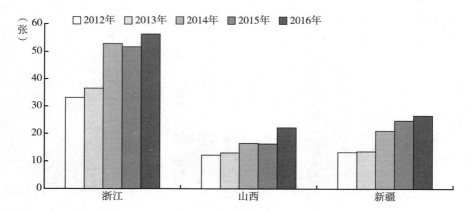

图 4 –41　2012～2016 年部分省份每千人口养老床位数变化情况

另外，浙江倡导"老有所依，老有所养"，更好的养老环境、养老方式是人们所追求的。中部地区的山西与西部地区的新疆每千人口养老床位数差别不大，养老问题的突出程度也较低。但随着当地人均预期寿命的增加，医疗卫生条件的不断改善，老年人口数量也会不断增加。另外，子女工作繁重，养老机构条件改善以及人们传统思想"在家养老"观念的改变，越来越多的老年人根据自己的情况并出于对自己的健康考虑会选择前往养老机构养老，养老床位的需求量会不断加大。近年来，各省区市对于养老给予了一定政策支持，予以一定财政补贴，开辟绿色通道等，促进养老床位数不断增加。根据我国人口年龄结构现状，老龄人口会不断增加，对养老床位的需求量也会不断增大，未来我国每千人口养老床位数还将不断增长，在数目增长的同时质量也将不断提高。

4.2.4　健康保障指数发展趋势

健康保障指数能够反映一个国家或地区的健康保障情况。我们通常使用城镇基本医疗保险覆盖率这个指标来表现一个地区的健康保障情况。不同地区、不同省份的健康保障情况有明显不同。我们使用 2014 年、2015 年、2016 年的健康保障指数，以及 2015 年和 2016 年的健康保障进步指数进行分析（见表 4 –20）。

表 4 - 20　健康保障指数及健康保障进步指数得分

单位：分

省　份	健康保障指数			健康保障进步指数	
	2014 年	2015 年	2016 年	2015 年	2016 年
辽　宁	73.95856	74.08741	73.92024	0.128852	- 0.167170
北　京	82.62566	83.42638	84.50140	0.800728	1.075014
天　津	79.47809	79.76795	79.83749	0.289860	0.069544
河　北	62.25469	62.05603	89.60487	- 0.198670	27.548850
山　东	68.62742	91.83340	91.12250	23.205980	- 0.710900
江　苏	71.30364	72.33772	72.13208	1.034077	- 0.205640
上　海	80.22897	81.11500	82.67456	0.886028	1.559562
浙　江	88.96347	89.75370	89.60830	0.790227	- 0.145400
福　建	66.12448	66.09602	65.95413	- 0.028470	- 0.141890
广　东	90.64615	91.64951	91.07515	1.003360	- 0.574360
广　西	62.07096	62.07715	62.14315	0.006188	0.065997
海　南	69.42150	69.40365	69.18926	- 0.017850	- 0.214390
山　西	64.76407	64.83952	64.85817	0.075451	0.018646
内蒙古	68.29091	68.40463	68.52525	0.113718	0.120627
吉　林	72.26452	72.26595	72.41607	0.001420	0.150120
黑龙江	68.87215	69.04189	69.14713	0.169749	0.105236
安　徽	64.29905	64.09017	63.35159	- 0.208890	- 0.738580
江　西	65.73526	65.95937	68.10621	0.224110	2.146844
河　南	62.87635	62.85446	62.86510	- 0.021890	0.010636
湖　北	66.07550	66.02542	66.01666	- 0.050080	- 0.008750
湖　南	66.18897	68.06829	67.89590	1.879316	- 0.172380
陕　西	65.77660	65.73052	65.67492	- 0.046090	- 0.055600
甘　肃	62.71756	62.74683	62.82420	0.029270	0.077366
青　海	65.64915	65.84358	65.83383	0.194426	- 0.009740
宁　夏	88.66682	88.73651	88.95851	0.069689	0.221996
新　疆	67.79472	67.51173	67.78826	- 0.282990	0.276530
重　庆	99.76784	99.42690	98.70310	- 0.340940	- 0.723800
四　川	65.28743	65.52354	76.78874	0.236114	11.265190
贵　州	61.10259	63.66467	63.77619	2.562072	0.111529
云　南	62.63436	62.62097	62.73510	- 0.013390	0.114132
西　藏	60.74647	60.93087	61.16020	0.184404	0.229330

如表 4 - 20 所示，各省份的健康保障指数差别不大，大多数省份的进步指数都为正，说明我国各省份的健康保障指数在不断增加，健康保障情况在不断改善。山东省 2015 年的健康保障进步指数达到 23.20 分，2015 年健康保障指数相较于 2014 年有很大提升。基本医疗保险是为补偿劳动者因疾病风险造成的经济损失而建立的一项社会保险制度，通过用人单位和个人缴费，建立医疗保险基金，参保人员患病就诊发生医疗费用后，由医疗保险经办机构给予一定的经济补偿，以避免或减轻劳动者因患病、治疗等所带来的经济风险。山东省近年来关注基本医疗保险覆盖情况，努力提高本省基本医疗保险覆盖率，提高基本医疗保险覆盖率能够有效减轻居民医疗负担，降低家庭医疗经济费用，为患者提供更好的医疗服务。

我们在东、中、西部地区分别选取北京、湖南和贵州，试图对各区域的基本医疗保险覆盖率做详细分析（见图 4 - 42）。

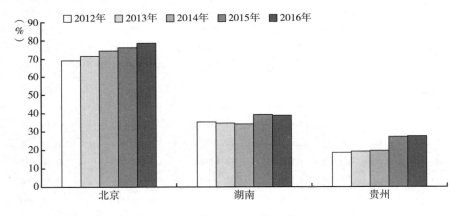

图 4 - 42　2012 ~ 2016 年部分省份城镇基本医疗保险覆盖率变化情况

如图 4 - 42 所示，北京市的基本医疗保险覆盖率远高于中部的湖南和西部省份贵州。首先是北京的经济发展状况良好，有利于对国家政策的执行；其次是宣传到位，居民对于基本医疗保险的理解及接受度较高，有利于提高基本医疗保险的覆盖率。湖南省的基本医疗保险覆盖率有较大的提升空间，湖南省政府近年来也十分重视基本医疗保险的覆盖情况，并提出要按照"统一覆盖范围、统一筹资政策、统一保障待遇、统一医保目录、统一定点管理、统一基金管理"的要求,理顺城乡居民医保管理体制,优化职能配置和机构设置,促进城乡居民医保制度更加完善、保障更加公平、管理服务更加规范、医疗服务更加高效,从而全面促进湖南省基本医疗保险覆盖率的提高。贵州省在 2015 年的基本医疗保险覆盖率有比较明显的上升,省内不断宣传基本医疗保险知识,更新居民观念,使居民的接受度不断提高,从而不断促进省内基本医疗保险覆盖率的提高。

4.2.5 健康环境指数发展趋势

环境是影响居民健康生活的重要因素,健康的环境是一个地区健康程度的重要组成部分。健康环境指数反映一个地区生活环境的健康程度,通常由森林覆盖率、人均分摊化学需氧量、人均分摊二氧化硫排放量、地级及以上城市空气质量优良天数比率和人均分摊废水排放量等指标综合体现。

我们利用 2014 年、2015 年、2016 年健康环境指数计算得到 2014 年、2015 年和 2016 年健康环境进步指数,反映某地区健康环境状况及趋势。计算结果如表 4-21 所示。

表 4-21 健康环境指数及健康环境进步指数得分

单位:分

省 份	健康环境指数			健康环境进步指数	
	2014 年	2015 年	2016 年	2015 年	2016 年
辽 宁	66.97077	68.34992	76.51187	1.379148	8.161955
北 京	70.50254	71.72434	72.89022	1.221794	1.165884
天 津	65.46645	68.50154	71.69504	3.035087	3.193505
河 北	63.79925	68.21502	70.19247	4.415776	1.977444
山 东	62.41523	63.02388	68.03946	0.608645	5.015579
江 苏	66.38372	69.55212	71.60418	3.168398	2.052062
上 海	73.47615	71.17103	74.56095	-2.305110	3.389914
浙 江	74.95334	77.10127	80.21810	2.147928	3.116837

省 份	健康环境指数			健康环境进步指数	
	2014 年	2015 年	2016 年	2015 年	2016 年
福 建	85.45919	90.27544	94.60722	4.816245	4.331779
广 东	79.34604	82.97518	83.95128	3.629144	0.976097
广 西	83.23897	87.41628	92.80736	4.177316	5.391081
海 南	90.67924	91.30243	94.50132	0.623191	3.198882
山 西	66.18734	69.14306	72.08199	2.955721	2.938921
内蒙古	64.68322	68.11913	75.69525	3.435916	7.576119
吉 林	73.70367	73.54076	83.03682	-0.162910	9.496066
黑龙江	73.99379	72.97444	81.85638	-1.019350	8.881941
安 徽	68.40033	74.20865	77.41729	5.808320	3.208641
江 西	83.69897	85.52421	87.85867	1.825244	2.334454
河 南	66.00075	66.14737	70.25128	0.146623	4.103912
湖 北	70.11775	70.96065	76.82150	0.842899	5.860846
湖 南	75.29175	78.18360	81.01565	2.891859	2.832049
陕 西	69.86055	75.35244	74.08828	5.491890	-1.264160
甘 肃	71.86400	72.36258	74.70270	0.498579	2.340118
青 海	70.16347	73.76803	72.56363	3.604557	-1.204400
宁 夏	63.03009	64.59654	67.83654	1.566457	3.239994
新 疆	61.96463	64.05031	70.74666	2.085682	6.696352
重 庆	74.52823	79.23235	79.51867	4.704118	0.286318
四 川	73.46821	73.29361	74.75828	-0.174600	1.464661
贵 州	80.15667	85.57166	88.48671	5.414990	2.915056
云 南	90.50644	90.55609	92.78506	0.049650	2.228973
西 藏	85.24547	84.05817	84.00627	-1.187300	-0.051900

各省份健康环境指数近年来有明显的上升趋势，进步指数数值较大，上升速度较快（见图4-43）。

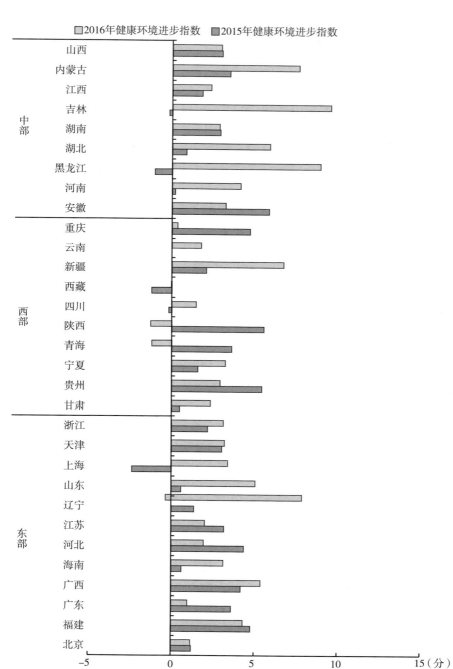

图4-43 2015年、2016年各省份健康环境进步指数得分

如图 4 - 43 所示，我国近年来环境问题比较突出，许多省份的天气质量状况堪忧，优良天气比率较低，饱受雾霾天气影响。为改善环境，保护生态，国家近年来先后出台多项政策，大力治理环境问题，并提出"金山银山不如绿水青山"的基本概念，发展经济不能以牺牲环境为代价，保护环境才能更好地发展经济。居民保护环境的意识也不断提高，根植环境保护思想，从小事做起，用自己的行动为环保出一份力。

在众多影响健康环境指数的指标中，我们选取占权重较大的地级及以上城市空气质量优良天数比率和二氧化碳排放量这两个指标进行描述分析。

4.2.5.1　地级及以上城市空气质量优良天数比率

空气质量的优良情况是通过对空气污染指数划分等级得到的。导致空气污染的污染物有：烟尘、总悬浮颗粒物、可吸入悬浮颗粒物（浮尘）、二氧化氮、二氧化硫、一氧化碳、臭氧、挥发性有机化合物等。空气污染指数是将常规监测的几种空气污染物浓度简化成为单一的概念性指数值形式，并分级表征空气污染程度和空气质量状况，其适合于表示城市的短期空气质量状况和变化趋势。其中空气污染指数为 0 ~ 50 时，空气质量状况属于优；空气污染指数为 51 ~ 100 时，空气质量状况为良。我们利用各省份每年的空气质量优良天数计算得到全年空气质量优良天数比率。

我们通过选取东、中、西部地区的部分省份，对地级及以上城市空气质量优良天数比率进行描述分析。

如表 4 - 22 所示，在 2013 年之前我国各省份的地级及以上城市空气质量优良天数比率较高，各省份的空气质量情况较好，但在 2013 年各省份的空气质量情况恶化明显，空气质量优良天数迅速下降，东部地区和中部地区省份空气质量下降十分明显，西部地区省份空气质量有所下降但下降幅度较小。空气状况的恶化一方面和环境污染有关，另一方面与气候状况也有关。2014 年后各省份的空气质量有所恢复，全年空气质量优良天数逐渐上升，但是增长速度缓慢，2015 年国家大力治理环境问题后，空气质量有了比较明显的改善。中部地区的许多城市以重工业为主，对环境产生的恶劣影响较大，空气质量较差；北京市在关停许多工厂并举力治理环境问题后，空气质量改善较大；西部地区的空气质量较好，西藏、云南等地近乎全年的空气质量都为优良等级，环境污染情况少，气候环境好。环境问题与人类健康生活息息相关，这也决定了人们对环境的高关注度，在国家治理环境问题的同时，居民也要不断强化自己的环保意识，不断宣传环境保护，保护自己赖以生存的家园，为子孙后代谋福利，实现可持续发展。

表4-22　2012~2016年部分省份地级及以上城市空气质量优良天数比率

单位：%

年份	北京	浙江	河南	西藏
2012	76.78	91.80	87.16	99.45
2013	45.75	58.08	36.71	93.42
2014	46.03	59.18	36.99	87.95
2015	50.96	66.30	37.26	85.75
2016	54.10	71.04	43.44	85.52

4.2.5.2　人均分摊二氧化硫排放量

二氧化硫的污染来源包括含硫燃料（如煤和石油）的燃烧，含硫化氢油气井作业中硫化氢的燃烧排放，含硫矿石（特别是含硫较多的有色金属矿石）的冶炼，化工、炼油和硫酸厂等的生产过程，即硫酸厂尾气中排放的二氧化硫，有色金属冶炼过程排放的二氧化硫，燃煤烟气中的二氧化硫。二氧化硫本身有毒且其导致的酸雨能够对环境产生一系列危害。

如图4-44所示，青海省的人均分摊二氧化硫排放量较高，由于其相关工厂企业较多，而人口较少，因而导致人均分摊二氧化硫排放量较高。二氧化硫的排放量情况与该地区工厂工业类型有关。近年来各省的二氧化硫排放量都有明显下降的趋势，尤其在2015~2016年，出现了大幅度下降，在此期间各省纷纷制定相关规定，对于不符合标准的工厂企业予以关停或整改处理，取得了比较好的效果。

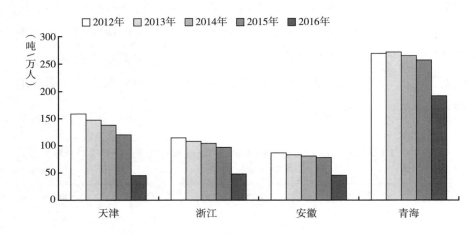

图 4-44 2012～2016 年部分省份人均分摊二氧化硫排放量变化情况

在党的十九大报告中，环境问题被重点关注，要加大环境治理力度，这不仅指关停相关企业，更要改变其"以牺牲生态环境为代价换取经济发展"的陋习；要加强构建环境管控的长效机制，形成以政府为主导、企业为主体、全社会共同参与的环境治理保护体系，并完善相关制度建设。从国家到社会到个人，共同参与到保护环境的行动中去，我国的环境状况才能不断改善，得到属于我们的绿水青山和金山银山。

4.2.6 综合指数现状发展趋势

综合指数是指健康水平指数、健康生活指数、健康服务指数、健康保障指数和健康环境指数等五大指数的综合。它能够反映某个地区整体综合健康状况，是一个健康综合指标。

我们依据 2014 年、2015 年、2016 年健康综合指数数据，计算得出 2015 年健康综合指数进步指数和 2016 年健康综合指数进步指数。计算结果如表 4-23 所示。

表 4－23　健康综合指数及健康综合指数进步指数得分

单位：分

省　份	健康综合指数			健康综合指数进步指数	
	2014 年	2015 年	2016 年	2015 年	2016 年
辽　宁	79.91530	80.16426	82.30916	0.248964	2.144897
北　京	90.67190	90.12658	92.12858	－0.545320	2.002006
天　津	82.04206	86.87772	95.68699	4.835661	8.809271
河　北	76.74170	77.87711	79.39097	1.135412	1.513861
山　东	82.82201	83.28491	84.16834	0.462907	0.883427
江　苏	85.82718	83.57605	84.67781	－2.251120	1.101757
上　海	86.27045	85.29431	87.18160	－0.976140	1.887291
浙　江	84.49556	85.49918	87.26722	1.003628	1.768034
福　建	82.10721	83.04685	83.98129	0.939631	0.934445
广　东	81.01797	81.91173	82.84074	0.893760	0.929001
广　西	79.49818	80.95842	82.30815	1.460240	1.349728
海　南	80.62415	81.09206	81.89212	0.467915	0.800065
山　西	76.55221	77.57362	79.00087	1.021411	1.427252
内蒙古	78.52692	80.07723	82.67913	1.550311	2.601896
吉　林	80.93186	80.18774	83.10639	－0.744120	2.918642
黑龙江	79.37903	79.50467	81.65380	0.125644	2.149128
安　徽	76.91386	78.12101	78.91338	1.207147	0.792371
江　西	80.23053	80.90222	81.08210	0.671691	0.179878
河　南	76.02338	76.26595	77.43761	0.242563	1.171659
湖　北	80.67442	81.44366	83.04025	0.769239	1.596590
湖　南	78.76552	80.51796	81.85418	1.752446	1.336222
陕　西	76.90174	79.09394	79.56578	2.192198	0.471840
甘　肃	76.98693	78.17243	79.13355	1.185496	0.961119
青　海	78.81228	79.19416	79.48157	0.381878	0.287418
宁　夏	75.46358	77.77337	79.71461	2.309790	1.941242
新　疆	76.91374	76.55988	78.20002	－0.353860	1.640138
重　庆	82.92267	85.82246	85.92494	2.899789	0.102483
四　川	80.26997	81.19716	82.62715	0.927192	1.429984
贵　州	76.93055	79.14033	81.13038	2.209783	1.990047
云　南	77.86370	78.44081	79.09143	0.577111	0.650625
西　藏	73.73939	76.81178	73.49910	3.072394	－3.312680

　　从全国范围来看，各省份的健康综合指数进步指数大多为正，尤其在2016年除西藏以外的所有省份的进步指数均大于0，这反映了近年来我国各省份都对健康发展给予了相应的重视，我国健康状况总体向好发展。东部省份的健康综合指数明显高于中部省份和西部省份，这与其经济发展状况有很大关系。就发展趋势而言，东部省份的健康综合指数有上升趋势，部分省份在2015年出现小幅下降，但到2016年又出现向上拉升，有比较小的波动情况；中部省份健康综合指数表现良好，上升趋势明显，除吉林省外，其余各省份的进步指数在2015年和2016年均为正值；西部省份的健康综合指数向好趋势也比较明显，多数省份的进步指数在两年间都为正值，但是健康综合指数依旧与东部省份有较大的差距。

　　如图4-45所示，不同区域的进步幅度稍有不同，东部地区整体的进步指数除天津市外都要明显低于中部地区和西部地区。因为东部地区经济较为发达，医疗健康事业发展也相对完善，因此提升的空间有限，进步指数水平相比于其他两个区域也要低。而天津近几年的健康综合指数居高不下，遥遥领先其他各省，这与天津市加强医疗健康事业投入，逐步发展智能医疗，确定健康发展的方向、路径和着力点是分不开的。西藏2015年的健康综合指数出现明显提升后在2016年又出现大幅下降，主要是由于其在2015年时，每千人口养老床位数较2014年有大幅增长，从27.66张增加到了61.95张，而在2016年养老床位数又出现剧烈缩减，减少到了14.24张。

　　各省份的健康综合指数情况虽有不同，但总体上都向好发展。东部地区省份依旧要关注当地健康状况，突破瓶颈，谋求健康综合指数的稳定增长；中部地区省份要始终重视当地综合健康状况，从多方面改善健康状况，达到健康综合指数稳定快速增长；西部地区由于其地理位置以及经济发展状况等原因，健康综合指数处于较低水平，在各省份自身努力的基础上，国家应予以一定的政策倾斜，促进当地健康综合指数高速增长，以使我国健康综合状况能够均衡发展。

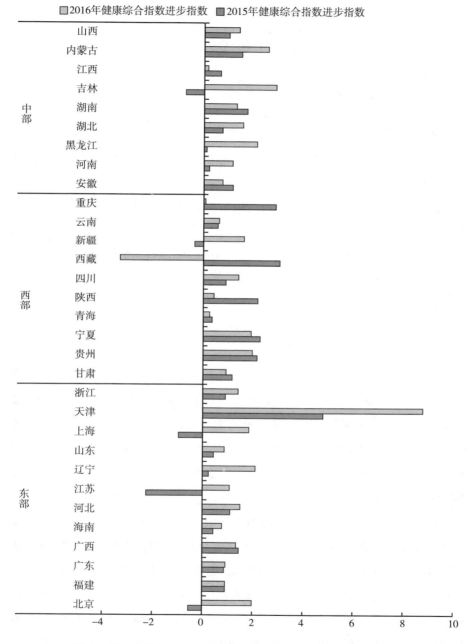

图 4 – 45　2015 年、2016 年各省份健康综合指数进步指数得分

4.3 等级划分

4.3.1 发展现状分级

　　对各地区的健康发展现状进行等级划分，能够对本地区的健康综合情况所处水平有更加清楚的认识。健康综合指数现状分为三个等级，即基础良好、具有广泛代表性和上升空间较大。

　　基础良好，即该地区健康中国建设情况良好，在经济发展水平上领先，拥有充足的资金进行健康中国建设。在健康资源要素上有明显的优势，并能将健康资源有效地转化为健康成果，在健康中国建设的各个维度发展较为均衡。基础良好的地区坚持贯彻落实"健康中国"战略，将其融入经济社会发展之中，通过综合性的政策举措，在体制建设上、组织资源上、人力资源上、科学技术创新上综合发展，将健康中国建设落到实处，实现健康发展目标。

　　具有广泛代表性，即这一等级能反映出我国大部分地区的健康中国建设现状。这一等级的地区经济发展水平大多处于我国的平均经济发展水平，地方政府响应健康中国建设的号召并采取了一定的措施支持"健康中国"战略。但这一等级的地区由于资金投入不足、政策落实力度不够、地理位置受限、健康资源有限等原因，健康综合指数水平不如基础良好的地区，在健康中国的建设过程中，存在改进和加强之处。

　　上升空间较大，即这一等级的地区健康中国建设水平较为落后。这一等级的地区经济发展水平落后于全国大部分地区，健康资源匮乏，"健康中国"战略实施中存在政策力度不够、落实程度不够、综合性不够等问题。这一等级的地区健康中国发展的基础薄弱，历史遗留问题较多，相比于其他地区，这些地区在健康中国建设中需要解决的问题较多，健康中国建设的难度较大，在未来"健康中国"战略的实施过程中，可在较多方面进行提升与改善，上升空间较大。

如图4-46所示，我们将各省份的健康综合指数从高到低进行排列，可以比较明显地看出各个省份的现状数值差异。根据上文健康发展现状等级划分，依据2016年各省份健康综合指数情况，我们对31个省、自治区和直辖市进行健康发展现状的等级划分，结果如表4-24所示。

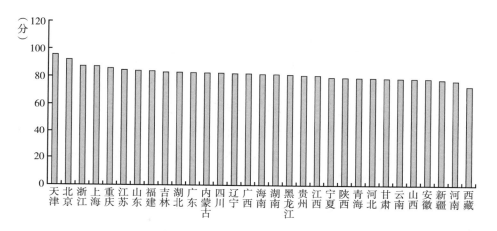

图4-46 2016年各省份健康综合指数排名

表4-24 健康发展现状等级划分结果

单位：个

现状等级	包含的省份	所含省份数量
基础良好	天津、北京、浙江、上海、重庆	5
具有广泛代表性	江苏、山东、福建、吉林、湖北、广东、内蒙古、四川、辽宁、广西、海南、湖南、黑龙江、贵州、江西、宁夏、陕西、青海、河北、甘肃、云南、山西、安徽	23
上升空间较大	新疆、河南、西藏	3

从现状分级结果来看，天津、北京、浙江、上海和重庆这5个地区为"基础良好"，新疆、河南和西藏3个地区为"上升空间较大，"其他23个地区则处于"具有广泛代表性"这一等级。这一等级划分结果与各地区健康中国发展现状是相符合的。

位于"基础良好"这一等级的5个地区，在健康中国建设的各个维度都处于较为领先的位置，健康中国建设领先于其他地区。北京的健康水平指数与健康生活指数均为全国第一，天津的健康服务指数位居全国第一，浙江、上海和重庆在各个维度的指数排名都较为领先。

位于"具有广泛代表性"这一等级的地区在健康中国建设的各个维度处于中等水平，或是在某一领域表现突出但在其他领域的表现较为逊色。以福建省为例，尽管其位于东部发达地区，健康环境指数也位居全国首位，但其在健康水平、健康服务、健康保障维度均位于中下等水平，而对健康中国发展现状的考量则是综合全面的，要求各个维度均衡发展。

位于"上升空间较大"的新疆与西藏均位于我国西部偏远地区，医疗资源匮乏、教育水平落后等问题较为突出，影响了其健康中国的发展。河南虽位于我国中部地区，资源也比新疆和西藏充足，但其生态环境问题突出，卫生健康事业发展不平衡，医疗卫生资源结构不合理，特别是全省优质医疗资源的总量不足和结构性矛盾并存的情况十分突出。河南省的健康服务指数排名第 30 位，位于全国倒数第二位，健康环境指数也仅占全国第 28 位，在其他领域的发展也不突出。可见，河南省在未来的发展进程中，依然存在较大的上升空间。

4.3.2 发展趋势分级

通过对各省份的健康情况进行发展趋势的等级划分，能够将各省份健康发展趋势进行归类，而不同类型的省份会表现出不同的发展特征，通过划分与分析，各省份能够对本省份的健康综合情况有更加宏观的了解。各省份的健康综合指数能够反映该省份的健康综合状况，因此，健康发展趋势可以由健康综合指数的增长趋势来表现。健康综合指数进步指数通过将近两年的健康综合指数进行对比，以反映健康综合指数的增长趋势，进而能够反映该省份健康情况的发展趋势，故我们根据健康综合指数进步指数的大小，对各省、自治区和直辖市进行健康发展趋势的等级划分。

根据进步指数，我们将发展趋势划分为三个等级。第一等级为快速上升型，健康综合指数进步指数得分高于 1.8 分（含 1.8 分），健康综合指数增长较快；第二等级为稳定发展型，健康综合指数进步指数得分高于0.5分（含0.5分），小于1.8分，健康综合指数增长较为平稳；第三等级为发展乏力型，健康综合指数进步指数低于0.5分。不同等级省份表现出不同的发展趋势类型特征。

快速上升型。归为这一等级的省份往往表现出健康综合指数的高速增长，其健康综合情况在较短时间内有非常明显的改善，但是通常该等级省份前期的健康综合情况并不令人满意，在近期由于对健康的关注程度上升并积极采取相关措施才使健康综合情况有较大幅度的进步。

稳定发展型。稳定发展型省份的健康综合指数进步指数比较可观，但是健康综合指数并未出现较大提升，增长速度适中，其健康情况有一定改善，且改善较为明显。通常，该等级省份的前期健康综合指数情况就处于中游位置，增速稳定，健康情况在居民健康意识的增强中和政府不断推行的措施方法中以比较持续的较稳定的速度不断改善。

发展乏力型。发展乏力型省份的健康综合指数基本维持不变或出现下降，一定时期内其健康综合指数情况改善很小甚至出现恶化。处于这一等级的省份往往前期的健康综合指数状况就已经达到比较高的水平，相关的措施方法执行到位，居民的健康意识较强，这也造成了该省份健康指数综合指数状况上升空间狭小，该类型省份只有下重力改善各个指标情况才可能在短时间出现健康综合指数的大幅上升，但是资金、资源等的有限使该类型省份通常只能着力改善某一指标情况，造成了健康综合指数发展乏力。另外，还有一些省份虽然上升空间较大，但缺乏资金和政策支持，健康宣传不到位，地理位置、气候条件等因素也造成该省份健康综合指数发展乏力。

考虑到时效性因素，等级划分时我们采用2016年健康综合指数进步指数数据。

我们将各省份的2016年健康综合指数进步指数按从高到低进行排列，可以比较明显地看出各个省份增长能力的差异（见图4-47）。根据上文健康发展趋势等级划分标准，依据2016年健康综合指数进步指数情况，我们对31个省、自治区和直辖市进行健康发展趋势的等级划分，结果如图4-27、表4-25所示。

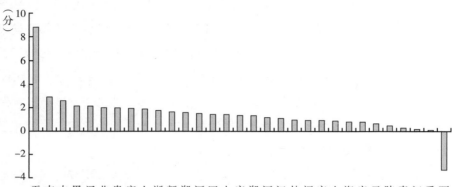

图 4 – 47　2016 年各省份健康综合指数进步指数排名

表 4 – 25　健康情况发展趋势等级划分结果

单位：个

等级（类型）	包含的省份	所含省份数量
快速上升型	天津、吉林、内蒙古、黑龙江、辽宁、北京、贵州、宁夏、上海	9
稳定发展型	浙江、新疆、湖北、河北、四川、山西、广西、湖南、河南、江苏、甘肃、福建、广东、山东、海南、安徽、云南	17
发展乏力型	陕西、青海、江西、重庆、西藏	5

在各发展趋势等级中，稳定发展型省份占比较大，发展乏力型省份数量次之，快速上升型省份较少。

在快速上升型省份中，天津市健康综合指数进步指数领跑全国，由于其健康水平指数、健康生活指数、健康服务指数以及健康环境指数等在 2015 ~ 2016 年都有比较明显的提升，致使其健康综合指数有明显提升，这也反映了天津市在健康综合状况上升空间有限的情况下，居民的健康意识还在不断增强，硬件设施不断改善，软实力不断提升，突破了自身的瓶颈，使各项指标全面发展，健康综合指数有良好的增长态势。同时，天津近年来着力发展"智能医疗"并开展专项行动，创新医疗卫生服务形式，助力天津综合健康情况的进一步优化。在发展乏力型省份中，西藏以及青海在前期健康综合状况表现一般的情况下，出现了发展乏力的情况，这与其地理位置和经济发展状况有很大关系，要不断加大政策和资金的支持才能全面促进其健康状况的发展。在发展稳定型省份中，一些健康综合指数较高的省份赫然在列，如上海、浙江等省份，这也反映了这些省份始终没有松懈对健康情况的重视程度，虽然上升空间在不断缩小，但是增长速度依旧可观，从而逐步改善了这些省份的健康状况。

第5章
世界主要国家健康产业发展水平

5.1 主要国家和对比指标的选取与分类

世界卫生组织的数据库显示，健康产业目前已成为全球最大的新兴产业之一。以 G7 国家为例，日本的健康产业占 GDP 比重超过 10%，美国的健康投入占比更是高达 15%，而我国则仍处于起步阶段，健康投入占 GDP 的比重在 4% ~5%。

在我国推进"健康中国"战略的实施过程中，全医疗卫生行业及健康领域都进入了蓬勃发展的阶段。在近 10 万亿元的投资规模下，我国的各项健康水平评价指标也有了明显的提升和改善，如人均预期寿命、孕产妇死亡率等。虽然随着一系列健康政策的推进实施，我国的健康社会事业取得了显著的进步，但相较世界其他主要国家的健康发展水平而言，还存在很大提升和学习空间。因此，本章以探究世界主要国家健康领域发展情况为基础，对选取的各项健康指标做深入的研究，并从政策、文化、宗教等多角度分析其现状及发展趋势的产生原因，由此提出全球背景下对中国健康领域有效的建议。

研究中，为了从多维度揭示各国健康事业的发展状况，我们设置了"健康水平""健康生活""健康服务"三个一级指标。"健康水平"下设置了"人均预期寿命"等五个二级指标，"健康生活"下设置了"使用改良饮用水的人口比例"等两个二级指标，"健康服务"下设置了"人均卫生支出"等三个二级指标（见图 5 - 1）。由于健康指数的形成与统计口径受不同国家不同经济发展水平、文化素质水平和政策等因素的制约，因此为便于比较分析，我们将主要国家分为三类：G7 国家、金砖国家和"一带一路"沿线国家。其中，G7 国家包括美国、英国、法国、德国、意大利、加拿大和日本；金砖国家包括巴西、俄罗斯、印度、中国和南非。此外，因"一带一路"倡议的不断发展与深化，现今仍有国家继续加入，且已加入的国家多达 65 个（统计时间截至 2018 年 5 月），因此，在"一带一路"沿线国家中，我们只选取部分国家做定性对比分析。

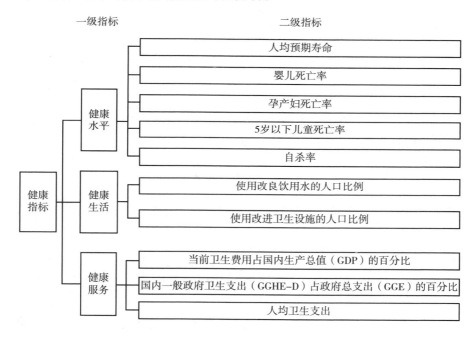

图5-1 健康指标结构示意

5.2 G7：美、英、法、德、意、加、日

G7 集团，即七国集团，是主要工业国家会晤和讨论政策的论坛，成员国包括美国、英国、法国、德国、意大利、加拿大和日本。1975 年 11 月，为共同研究世界经济形势、协调各国政策与重振西方经济，美、英、法、德、意、日六国领导人于法国巴黎举行了首次最高级经济会议。次年 6 月，加拿大应邀与会，形成七国集团。彼时，G7 集团的 GDP 约占世界总量的

2/3,贸易额约占世界总额的 1/2,发展援助额占世界援助总量的近 3/4,可谓世界经济发展的中坚力量。

5.2.1 健康水平指数

5.2.1.1 发展现状

我们选取的健康水平指标包括"人均预期寿命"、"婴儿死亡率"、"孕产妇死亡率"、"5 岁以下儿童死亡率"和"自杀率"。

在选取的五个指标中,从现状值来看,中国普遍低于 G7 国家,具体情况如下。

(1) 如表 5-1 所示,中国的人均预期寿命为 75 岁,分别比人均预期寿命最高的日本和最低的美国低 9 岁和 4 岁。

表 5-1 人均预期寿命

单位:岁

年份	G7 集团							中国
	美国	英国	法国	德国	意大利	加拿大	日本	
2012	79	81	82	81	83	82	84	75
2013	79	81	82	81	83	82	84	75

资料来源:世界卫生组织数据库,http://www.who.int/gho/en/。

(2) 如表 5-2 所示,2015 年中国婴儿死亡率为 156/10 万,高于最低的意大利 1.55 个千分点,超出最高的美国 1.35 个千分点。

表 5-2 婴儿死亡率

单位:1/10 万

年份	G7 集团							中国
	美国	英国	法国	德国	意大利	加拿大	日本	
2011	24	4	3	2	2	2	2	202
2012	24	3	3	2	2	2	2	189
2013	23	3	3	2	2	2	2	178
2014	22	3	3	2	1	2	2	166
2015	21	3	3	2	1	2	2	156

资料来源:世界卫生组织数据库,http://www.who.int/gho/en/。

（3）如表 5-3 所示，2015 年中国孕产妇死亡率为 27/10 万，较数据值最低的意大利高 0.23 个千分点，较数据值最高的美国高 0.13 个千分点。

表 5-3 孕产妇死亡率

单位：1/10 万

年份	G7 集团							中国
	美国	英国	法国	德国	意大利	加拿大	日本	
2015	14	9	8	6	4	7	5	27

资料来源：世界卫生组织数据库，http：//www.who.int/gho/en/。

（4）如表 5-4 所示，2015 年中国 5 岁以下儿童死亡率为 18.2‰，比最低值的意大利和加拿大高出 18‰，比最高值的美国高出 15.7‰。

表 5-4 5 岁以下儿童死亡率

单位：‰

年份	G7 集团							中国
	美国	英国	法国	德国	意大利	加拿大	日本	
2011	29	4	3	3	2	2	4	234
2012	28	4	3	3	2	2	3	220
2013	27	4	3	3	2	2	3	205
2014	26	3	3	3	2	2	3	193
2015	25	3	3	3	2	2	3	182

资料来源：世界卫生组织数据库，http：//www.who.int/gho/en/。

（5）如表 5-5 所示，2015 年中国的自杀率为 10/10 万，与 G7 国家相比表现良好，数据值居倒数第三位，比自杀率最低的意大利高 2.1 个点，比自杀率最高的日本低 9.6 个点。

表 5-5 自杀率

单位：1/10 万

年份	G7 集团							中国
	美国	英国	法国	德国	意大利	加拿大	日本	
2015	14.3	8.5	16.9	13.4	7.9	12.3	19.6	10

资料来源：世界卫生组织数据库，http：//www.who.int/gho/en/。

从中美两国近五年健康水平指数的变化趋势看，我国各项指标排名都较靠前。其中以婴儿死亡率为例，2011～2015 年，我国的婴儿死亡率下降率稳定在 6% 左右，高出美国近 2 个百分点（见图 5 - 2）。

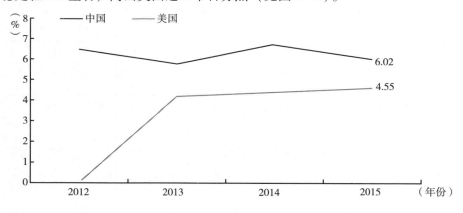

图 5 - 2　2012～2015 年中美两国婴儿死亡率下降率

5.2.1.2　原因分析

根据《中国儿童发展纲要（2011～2020 年）》，"婴儿和 5 岁以下儿童死亡率分别控制在 10‰ 和 13‰ 以下，降低流动人口中婴儿和 5 岁以下儿童死亡率"。我国虽受经济发展和卫生医疗水平等条件的制约，各项健康水平指数与 G7 国家相比还存在一定差距，但随着各项医疗政策的推进和实施，各项健康水平状况已有了明显的改善和提升，且提升速度较快，离实施预期目标越来越近。尤其在妇幼保健方面，我国政府高度重视妇女儿童的生存和健康状况，近年来签署了多项国际妇女儿童保护公约，坚持以贯彻实施《母婴保健法》和《中国妇女发展纲要》、《中国儿童发展纲要》为核心，逐步完善妇幼卫生法制与政策，不断健全妇幼卫生服务体系，实施妇幼公共卫生服务项目，推广普及妇幼卫生适宜技术，着力提高妇幼卫生服务的公平性和可及性。[①] 但同时需要注意的是，由于我国妇女儿童发展纲要规划的出台时间较晚，还存在地域性不适应、人口增量带来的社会成本骤增等多方面

————————
① 前瞻产业研究院：《中国妇幼医院行业政策环境解读》。

的问题。妇幼卫生服务状况的改善，直接和间接受益人口已逾百万，减少了补偿性生育，直接降低了社会发展成本，但是，人力资源的健康存量的增加间接给社会经济发展带来一系列问题，这点从中国如今每年的就业率、失业率可直接反映出来。

自杀作为在世界范围内普遍发生的一种社会性现象，是一项全球性的重大公共卫生问题。据世界卫生组织估计，全世界每年平均有100万人死于自杀，有1000万~2000万人自杀未遂。而自杀率作为反映社会经济状况变化的一个高敏感性指标，一直以来也备受社会大众的关注。以中国为例，据中国心理卫生协会研究资料，自杀已成为中国人口死亡的第五大原因，在1995~1999年全国人口的死因构成中，自杀仅排在心脑血管疾病、恶性肿瘤、呼吸系统疾病和意外死亡之后，并且自杀是15~34岁年龄段人口的首位死因。因此，选取自杀率作为健康水平指数构成指标具有重要意义。

就这一指标来看，我国较G7集团多个国家来说表现良好，近20年来中国自杀率降低了一半，从1995年的年均约22/10万降到2015年的10/10万，呈现较好的变化趋势。

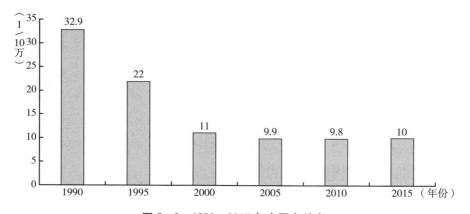

图5-3　1990~2015年中国自杀率

据香港大学最新的研究报告，中国年均自杀率下降的主要原因在于35岁以下的农村女性的自杀率下降了90%。该研究报告的主要起草人香港大学香港赛马会防止自杀研究中心主任叶兆辉表示："历史上还未有哪个国家的自杀率出现过如此迅速的下降。"[1] 这种变化主要得益于中国城市化的发展，社会结构的大规模人口迁移即大批人口离开农村到城市打工。尤其是农村年轻女性的广泛参与，使得其不仅在个人素质上有所提升，自杀途径也大大减少。据统计，中国农村女性最常用的自杀方式是喝农药，而有75%的农药是一直存放在家中的，并非为了自杀特意购买，当发生不愉快的事，如与配偶争吵，农妇会直接不加思考地拿起农药喝，其中约62%的人抢救失败。因此，农村女性自杀率的下降直接导致了农村人口的自杀率下降甚至对全中国的自杀率下降都影响甚深。

自杀率下降的形成因素值得探寻，维持高水平的原因也同样需要审视。观察日本的自杀率多年以来都保持在一个较高的水平，日本警察厅的数据显示，2010年日本的自杀率达到每24.9/10万，自杀人数达到31690人，连续13年突破3万人，甚至自杀已成为一个普遍性的社会现象，警察署通过成立"自杀防止联络会"在各地设置标语来劝说有自杀倾向的人群。日本自杀率的居高不下与其文化有很大关系，历史上从平安时代开始，武家就已出现"自杀文化"，人们认为与其在战场上被耻辱地杀死，不如自杀更容易接受。另外，我们比较熟悉的是日本人的"切腹自尽"，这是武士向领主进谏或者承担责任的特殊方式。到了江户时代，切腹甚至被认为是高尚的事。除文化因素外，经济因素和管理因素也是造成日本自杀率高的原因。传统的日企是年功序列制，也就是薪资看年资。这样的情况下，日本民众一般追求稳定的生活，因为轻易跳槽反而会导致薪资下降。以至于到了后期，发生经济危机时，突然失业对于到了中年的日本人来说是十分大的打击。据统计，40岁左右的中年男子自杀率呈明显上升趋势。所以，综合来看，导致日本自杀率维持在高水平的原因是多方面的。

在G7国家中，法国的自杀率仅次于且接近日本，世界卫生组织发布的法国自杀率如图5-4所示，从中可以发现近15年来，法国的自杀率一直呈现良好的下降趋势但始终维持在一个较高的水平。

---

① 《〈经济学人〉：城镇化使中国自杀率猛降》，观察者网站，https：//www.guancha.cn/society/2014-06-28-241767.shtml，最后访问日期：2014年6月29日。

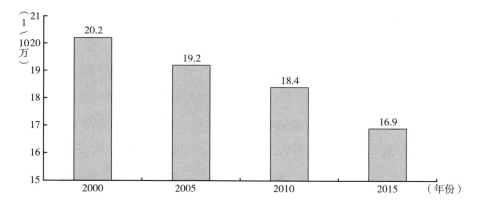

图 5 – 4　2000 ~ 2015 年法国自杀率

据法国《费加罗报》网站 2013 年报道，法国自杀率居欧盟前列。而法国健康监测研究所（INVS）公布的数据虽然较保守，指出在 2010 年法国因自杀而造成的死亡人口占死亡人口总数的 10%，但是从其对自杀原因的构成分析中可以了解到，抑郁和暴力是其国民自杀的主要原因，其中抑郁导致自杀的比例高达 67%，并且有自杀倾向的多数为男性，且 75% 的死者亦为男性。造成民众抑郁情绪高的原因主要是工作方面的。2015 年以来欧洲经济开始回暖，法国经济也出现良好转机，但在此情况下法国的失业率依然高达 10.6%（美国全国广播公司财经频道报道数据）。高失业率成为民众高工作压力的元凶。与此同时，高失业率引发的社会不稳定性也使得部分行业的工作心理压力加剧，如安保行业。西媒称，在一系列恐袭事件发生后，安保部队的自杀人员数字骤增，以警察为例，2015 年法国有 44 名警察在恐怖袭击事件后以开枪自杀的方式结束生命。因此，维护社会和经济稳定性对自杀率的减少有重要意义。

5.2.2　健康服务指数

5.2.2.1　发展现状

我们选取的健康服务指标主要为"当前卫生总费用占国内生产总值（GDP）的百分比"、"国内一般政府卫生支出（GGHE-D）占政府总支出

（GGE）的百分比"和"人均卫生支出"。这三项指标分别从国家、政府和个人层次来反映医疗卫生方面的投入情况。

三项卫生支出的指标具体现状如下。

（1）如表5-6所示，2015年中国"当前卫生总费用占国内生产总值（GDP）的百分比"比G7国家中现值最高的美国低12个百分点，比现值最低的意大利低4个百分点。

表5-6 当前卫生总费用占国内生产总值（GDP）的百分比

单位：%

年份	G7 集团							中国
	美国	英国	法国	德国	意大利	加拿大	日本	
2011	16	8	11	11	9	10	11	5
2012	16	8	11	11	9	10	11	5
2013	16	10	11	11	9	10	11	5
2014	17	10	11	11	9	10	11	5
2015	17	10	11	11	9	10	11	5

资料来源：世界卫生组织数据库，http：//www.who.int/gho/en/。

（2）如表5-7所示，2015年"国内一般政府卫生支出（GGHE-D）占政府总支出（GGE）的百分比"这一指标我国分别比最高值美国和最低值意大利低13%和3%。

表5-7 国内一般政府卫生支出（GGHE-D）占政府总支出（GGE）的百分比

单位：%

年份	G7 集团							中国
	美国	英国	法国	德国	意大利	加拿大	日本	
2011	19	15	15	20	14	18	22	10
2012	20	15	15	20	13	18	22	10
2013	21	18	15	21	13	19	22	10
2014	22	18	15	21	13	19	23	10
2015	23	19	15	21	13	19	—	10

资料来源：世界卫生组织数据库，http：//www.who.int/gho/en/。

（3）如表 5 - 8 所示，2015 年我国的"人均卫生支出"指标相比 G7 国家也有较大差距，较最高值美国低 9110 美元，较最低值意大利低 2274 美元。

表 5 - 8　人均卫生支出

单位：美元

年份	G7 集团							中国
	美国	英国	法国	德国	意大利	加拿大	日本	
2011	8161	3501	4725	5031	3388	5292	5087	254
2012	8433	3532	4448	4761	3126	5344	5212	299
2013	8635	4194	4679	5103	3196	5287	4336	339
2014	9060	4567	4779	5293	3190	5029	4099	376
2015	9536	4356	4026	4592	2700	4508	3733	426

资料来源：世界卫生组织数据库，http：//www.who.int/gho/en/。

5.2.2.2　原因分析

总体来看，我国各层次的医疗卫生支出指标相对于发达的 G7 国家而言都较落后，这是我国作为发展中国家难以避免的问题。从财政学的角度分析，卫生支出费用作为财政支出的一部分，具有很强的外部性特征。作为国家层面，当前卫生总费用占 GDP 的百分比只有 5%，这反映了中国在进入特色社会主义新时代面临的主要矛盾已转化成为人民日益增长的美好生活需要和不平衡不充分发展之间的矛盾，其中医疗体系支出不平衡不充分的矛盾由此凸显。观察绝大多数发达国家，医疗卫生支出占政府支出不到 50%，甚至低于中国，但全社会医疗支出占 GDP 的比例却极高，以美国为例，其比例高达 17%，这说明主流国家对于医疗的重视，不仅体现在政府意愿当中，还有全民意识等。这种重视，主要表现为发达国家对医院和医学院的科研经费支持力度大，医疗保险和医疗费用投入多以及医生的保障好等。

作为政府层面，"国内一般政府卫生支出占政府总支出"高的国家一般为发达国家，如典型的 G7 国家，占比高于 10%，甚至超出 20%，体现出典型的福利型国家特征。近年来，我国虽一直在加大卫生总费用的政府预算，短短 10 年间卫生总费用增加近 7 倍，但随着人均卫生费用的大幅提升，原本应更加快速发展的公共卫生事业却开始出现停滞。世界卫生组织发表的《2000 年世界卫生报告》认为，在全球 191 个国家中，中国卫生部门的总体绩效处于较低水平，仅列第 144 位，特别是城市与农村之间发展不协调，公平性非常差。而在最新发表的《2017 年世界卫生统计》中，观察各项卫生费用比数据，这种不均衡的状态已有了很大的改善。

作为个人层面，据 2017 年联合国最新统计数据，中国总人口已超过 14 亿人，位居世界第一，占世界总人口的比例约为 18.82%，超出排名世界第三的美国总人口的三倍。目前我国医疗卫生总支出只占世界卫生总支出的 3%，却要去解决世界上近 19% 人口的健康问题，无疑是很大的负担，并且这也会影响到医疗卫生项目效率的有效提高。

5.2.3 结论

在研究 G7 国家的健康领域发展水平时，我们选取了两个一级指标，八个二级指标进行对比分析。综合来看，中国的健康水平指数与 G7 国家相比还存在较大差距，这是作为发展中国家的中国所不能避免的情况。虽然从各项二级指标的数值来看，我国之前落后于 G7 国家较多，但是从发展趋势来看，我国的多项二级指标的变化甚至是优于多数 G7 国家的，如婴儿死亡率和自杀率的变化率好于美国。从健康服务指数看，中国的总体卫生费用支出方面已逐渐向 G7 国家靠近，然而距离表现最优的国家还存在一定的上升空间。如我国"当前卫生总费用占国内生产总值（GDP）的百分比"相比英国差距不大，但仍落后美国许多。从人均卫生费用支出看，受限于我国庞大的人口数量和广阔的国土面积，区域之间发展不均衡依旧成为导致人均卫生费用低的主导要素。因此，要实现人均健康卫生支出接近甚至达到 G7 国家的一般水平，我国还有很长的路要走。

5.3 新兴市场国家：金砖五国（BRICS）

金砖五国（BRICS），是指五个主要的新兴市场国家，分别为巴西、

俄罗斯、印度、中国和南非。金砖五国的国土面积占世界领土总面积的
26%，人口占世界总人口的42%。^① 根据国际货币基金组织的统计，2006~
2008年，五国经济平均增长率为10.7%。随着金砖国家的经济快速增长，
其国际影响力也与日俱增。金砖国家作为新兴市场国家的领头羊，受到世
界各国的广泛关注。因此，研究金砖国家的健康领域发展水平具有重要
意义。

5.3.1 健康生活指数

5.3.1.1 发展现状

健康生活指数评估方面我们选用"使用改良饮用水的人口比例"和
"使用改进卫生设施的人口比例"做对比分析。这两项指标是世界卫生组织
用于衡量各国基础卫生设施建设水平的依据，因此，借其判断金砖国家健康
生活的发展水平具有客观性。

两项指标的具体对比结果如表5-9和表5-10所示。2015年中国"使
用改良饮用水的人口比例"在金砖五国中排名居中，为96%，落后于第一
名巴西2%和落后于第二名俄罗斯1%。后两名为印度和南非，比例分别为
94%和93%。在"使用改进卫生设施的人口比例"这一指标中，中国表现
较好，位居第二，达77%，但相比第一名巴西差距仍较大，差值达6个百
分点。另外，分别高出后三名俄罗斯、南非和印度5%、11%和37%。

表5-9　2015年金砖国家使用改良饮用水的人口比例

单位：%

年份	巴西	俄罗斯	印度	中国	南非
2015	98	97	94	96	93

资料来源：世界卫生组织数据库，http://www.who.int/gho/en/。

---

① 中华人民共和国外交部：《金砖国家》，http://www.tmprc.gov.cn/web/gihdq-676201/gjhdqzz-681964/jzgj-682158/jbqk-682160/。

表 5 – 10　2015 年金砖国家使用改进卫生设施的人口比例

单位：%

年份	巴西	俄罗斯	印度	中国	南非
2015	83	72	40	77	66

资料来源：世界卫生组织数据库，http：//www. who. int/gho/en/。

5.3.1.2　原因分析

从这两项健康生活指数来看，中国在金砖国家中处于中等偏上的水平。根据《中国实施千年发展目标进展情况报告》，我国已实现到 2015 年将无法持续获得安全饮用水和基本环境卫生设施的人口比例降低一半的目标。而我国距第一名巴西还存在一定差距的原因，主要是由于我国农村地区的基本环境卫生设施普及率还比较低，如 2015 年农村的自来水普及率仅为 70. 37%，远低于城市水平的 98. 07%。[①] 因此，城市与农村发展水平差距过大是使我国总健康生活水平中等偏上的主要原因。但人口流动和城镇化的进程，可能会有助于整体减少无法获得安全饮用水和基本环境卫生设施人口比例。

分析巴西能够在 2015 年于五国中位居健康生活指数第一的原因，主要有两点。（1）以 2014 年举办世界杯为契机完善基础卫生设施建设。在 2011 ～ 2014 年筹备世界杯期间，巴西政府大量投资了包括卫生、安全、医疗机构等九个方面，并鼓励私营企业弥补公共投资不足的部分，借助这次难得的机遇完善城市现代化和基础设施的建设。（2）从 2007 年开始对本国基础设施进行大规模建设。时任巴西总统卢拉十分关心设施改善的工作，旨在通过这种手段减少犯罪现象。项目中，有一项总额为 60 亿雷亚尔（约合 30 亿美元）的投资计划，是对贫民窟进行城市化改造和改善基础卫生设施，这是巴西历史上对卫生设施最大规模的投资。项目发展至今，效果已是十分显著。

---

① 国家统计局编《中国统计年鉴 2016》，中国统计出版社，2016。

5.3.2 健康水平指数

5.3.2.1 发展现状

健康水平方面我们选用"人均预期寿命"、"孕产妇死亡率"和"自杀率"三个指标进行对比分析,具体情况如下。

(1)如表5-11所示,2015年中国人均预期寿命为76.1岁,在金砖国家中位居第一,之后分别为巴西75岁,俄罗斯70.5岁,印度68.3岁,南非62.9岁。

表5-11 金砖国家人均预期寿命

单位:岁

年份	巴西	俄罗斯	印度	中国	南非
2015	75	70.5	68.3	76.1	62.9

资料来源:世界卫生组织数据库,http://www.who.int/gho/en/。

(2)如表5-12所示,2015年金砖国家孕产妇死亡率由低到高排名依次为:俄罗斯、中国、巴西、南非、印度。其中,中国的孕产妇死亡率为27/10万,比第一名的俄罗斯高2个点,比最后一名的印度低147个点。

表5-12 金砖国家孕产妇死亡率

单位:1/10万

年份	巴西	俄罗斯	印度	中国	南非
2015	44	25	174	27	138

资料来源:世界卫生组织数据库,http://www.who.int/gho/en/。

(3)如表5-13所示,2015年中国自杀率数值在金砖国家中排第四位,较表现最好的巴西高3.7个点,较表现最差的俄罗斯低10.1个点。

表5-13 金砖国家自杀率

单位:1/10万

年份	巴西	俄罗斯	印度	中国	南非
2015	6.3	20.1	15.7	10	10.7

资料来源:世界卫生组织数据库,http://www.who.int/gho/en/。

5.3.2.2 原因分析

从人均预期寿命来看，中国相比其他四国具有明显优势，这与我国多年来实施的"健康强国"战略是紧密相关的。人均预期寿命作为一个衡量社会经济发展水平和卫生服务水平的重要指标，对于量化指导健康产业的发展具有重要意义。在 2016 年由中共中央、国务院印发的《"健康中国 2030"规划纲要》中提出，"到 2030 年，人民身体素质明显增强，人均预期寿命达到 79.0 岁，人均健康预期寿命显著提高"。从 2015 年世界卫生组织发布的数据来看，我国距离这个目标已经很接近了。

观察五国之中人均预期寿命最低的南非，仅 62.9 岁，较中国低 13.2 岁。人均预期寿命差距如此之大，从多方面分析产生的原因主要有三点。（1）自然环境。南非大部分地区属于热带草原气候，高温干燥，沙漠面积广大，基本只有夏季和冬季。在这种生存环境下人的生长期短，寿命自然受影响。（2）经济环境。南非作为中等收入的发展中国家，也是非洲经济最发达的国家，但国内区域经济发展却非常受限。南非国内主要是开普敦和港口城市发展较好，其他地区可利用或已开发资源特别有限，这造成了南非国内严重的贫富差距问题。同时，不同人种间的收入悬殊和排外等矛盾导致安全事故频发，最终导致了南非的居民健康指数不佳。（3）医疗环境。近年来，由于非洲地区战乱频发，附近国家难民持续涌入南非，随之带来了一系列的疾病问题，如艾滋病的染病率明显提升。然而南非的医疗卫生条件并未随之有较大改善，因此导致患病死亡率有较大增长。综上原因，南非人均预期寿命处于较低水平。

从孕产妇死亡率来看，导致表 5 - 12 所示结果的原因也是十分相似的。印度除自然经济和医疗环境以外，社会文化环境也是导致孕产妇死亡率较高的原因。在印度，早婚习俗仍旧在教徒中流行，甚至还存在着童婚的陋习。在印度西北部的拉贾斯坦邦马尔瓦尔地区，每年 4 月底的阿卡蒂节，经常有上万名儿童举行婚礼。在当地这种婚礼拥有与正常婚姻相同的约束效力，多数女孩婚龄不到 12 岁。根据世界卫生组织在 2005 ~ 2014 年的统计数据，印度的青少年生育率（每 1000 个 15 ~ 19 岁的女性）为

28.1‰，远超于中国的 6.2‰。早婚双方年龄越小，所需的嫁妆和礼金费用就越低。据称童婚和集体仪式能够使每人节省至少两万卢比（合计人民币 3000 元），这导致很多父母会早早就给子女进行婚配。但结婚以后，女方的未来命运基本掌握在夫家手中，她们需要从小就开始操持家务，很难接受到最基本的教育。对于妇女生理健康知识的获知渠道和获知程度更是微乎其微，孕产妇在出现危急情况的时段内不能及时得到有效的治疗，再加上印度属于劳动密集型的制造型产业国家，妇女在妊娠期还承担着较大的作业量，对身体的损伤也较大。以上都是导致印度孕产妇死亡率较高的原因。

观察健康水平指数中的自杀率，虽然金砖各国之间自杀率的差值较其他指标小，但其同样是衡量不同国家健康发展指数的重要依据。世界上每年约有 100 万人死于自杀，以中国为例，自杀是中国人口的第五位死亡原因，是 15～34 岁年龄段人口的首要死亡原因。随着中国经济的快速发展和国际地位的逐渐提升，改善人民群众的精神卫生状况日显重要。自杀的预防和干预已成为一项重要的关于公共卫生的课题。在中国，近来的研究数据表明精神疾病自杀者占自杀身亡者的 50% 左右①，而 93% 有自杀行为的人未看过心理医生，在每年 8 万的自杀未遂者中被进行心理评估的不到 1%。这表明中国政府机构对于自杀防御工作缺乏计划协调和财力支持，更缺乏的是有效评估心理因素的工具和高素质的心理学研究人员。

在金砖国家中，自杀率最高的为俄罗斯，2015 年每 10 万俄罗斯人中有超出 20 人自杀死亡。俄罗斯的高自杀率有两个较为显著的因素。第一个因素是大量使用酒精。俄罗斯的自杀事件约有一半是由于滥用酒精引起的。根据俄罗斯卫生部 2015 年发布的数据，相比 2014 年其死亡率上升了 5.2%，卫生部部长斯科沃尔佐娃称，总体死亡率上升主要是因为30～45 岁人群的死亡率升高，而酗酒是导致该年龄段人群死亡的主要原因，并且

---

① 张杰、景军、吴学雅、孙薇薇、王存同：《中国自杀率下降趋势的社会学分析》，《中国社会科学》2011 年第 5 期。

尸体解剖发现 70% 的死者血液内含有酒精，且 1 岁以下死亡的儿童中有 40% 是在熟睡情况下被醉酒的母亲意外压死。第二个因素是青少年的自杀率显著上升。2012 年，俄罗斯青少年自杀率高出世界平均水平 3 倍①，而这种情况到现在依然未出现减少的趋势。2015 年 11 月至 2016 年 4 月，俄罗斯境内发生 130 起少年自杀案件，其中至少 80 起与名叫"蓝鲸"的死亡游戏有关。通过剥夺生理需求、扰乱正常生活节律和迫使接触恐怖信息等方式，混乱参与者的精神健康，给青少年灌输与传播反社会的荒谬观念。"蓝鲸"游戏来源于青少年日常接触的网络社群媒体，类似的观念在之前也早有出现，加之俄罗斯民族的战斗性，导致青少年的自杀率有明显增加。

自杀率次之的印度，在自杀原因构成上与 20 世纪 90 年代的中国十分相似，女性死者多为农村主妇，自杀方式一般是自缢和服用农药。在 30 岁以下人群中女性自杀率高于男性，其中精神疾病（尤其是酒精滥用）、社会经济地位低以及人际交往障碍是造成自杀的主要原因。②男性自杀者中多为农民和农业工人，沉重的债务以及生态、经济、社会方面的种种压力使其丧失生活的信心。但总体来说，伴随着印度经济和科技水平的发展，高自杀率的现象已有了较大的改变（见表 5 - 14），预计在未来，随着印度综合实力的提升，其自杀率能延续良好的转变。

表 5 - 14　2000~2015 年印度自杀率

单位：1/10 万

年份	2000	2005	2010	2015
自杀率	17.8	17.5	17.1	15.7

资料来源：世界卫生组织数据库，http：//www.who.int/gho/en/。

---

① Kates, Glenn, "A Spate of Teenage Suicides Alarms Russians," *The New York Times*, 19 April 2012.
② Anil Rane, Abhijit Nadkarni：《有关印度自杀的系统综述》（英文），《上海精神医学》2014 年第 2 期。

5.3.3　健康服务指数

5.3.3.1　发展现状

我们选取"当前卫生总费用占国内生产总值（GDP）的百分比"和"人均卫生支出"作为健康服务指数分析的两项主要指标。指标详情如下所示。

（1）如表5-15所示，中国的"当前卫生总费用占国内生产总值（GDP）的百分比"在2011~2015年都十分稳定，占比为5%，其他四国在5年内卫生总费用的占比都有所提升，其中巴西、俄罗斯和南非在提升前后的卫生费用占GDP的比值都高于中国，最高的如巴西在2015年其占比达到了9%，超出中国4个百分点。

表5-15　金砖国家当前卫生总费用占国内生产总值（GDP）的百分比

单位：%

年份	巴西	俄罗斯	印度	中国	南非
2011	8	5	3	5	7
2012	8	5	3	5	8
2013	8	6	4	5	8
2014	8	6	4	5	8
2015	9	6	4	5	8

资料来源：世界卫生组织数据库，http://www.who.int/gho/en/。

（2）如表5-16所示，"人均卫生支出"方面五国之间差异较大，支出水平最高的巴西年均在1000美元左右，但涨跌频率较高；支出水平最低的为印度，年均约为55美元，但5年来一直处于上升态势；中国的人均卫生支出表现较好，一直处于增加的趋势并且增加的幅度非常大；南非和俄罗斯两国的人均卫生支出一直处于中上水平，但近两年来都已显露预势，有大幅下降的趋势（见图5-5）。

表 5 – 16　金砖国家人均卫生支出

单位：美元

年份	巴西	俄罗斯	印度	中国	南非
2011	1029	685	49	254	597
2012	961	760	49	299	580
2013	976	811	56	339	526
2014	1014	742	57	376	510
2015	780	524	63	426	471

资料来源：世界卫生组织数据库，http://www.who.int/gho/en/。

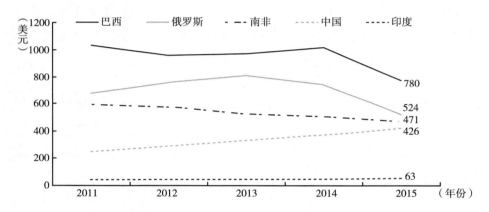

图 5 – 5　2011～2015 年金砖国家人均卫生支出变化情况

5.3.3.2　原因分析

健康服务指数作为测算国家及各级政府对健康卫生事业投入的主要衡量指标，其展现的是一国对服务类工程的关心程度。尤其对于医疗服务行业和基础卫生设施建设工程来说，国家与政府的投入占重要部分，解决的大多是弱势群体对于健康服务难接触的问题。从金砖五国的数据对比分析来看，我国在这一方面还处于非常落后的地位。以当前卫生总费用占 GDP 的百分比为例，虽然我国的 GDP 一直处于一个急速增长的态势，能够保持卫生总费用的占比为 5% 已是不易，但相比于其他国家而言，停滞增长其实也是落后的表现。我国的基本矛盾已成为美好生活的需要同不平衡不充分的发展之间的矛盾，这表明维持原有的指标是不足以平衡现有的发展的。因此，我国的健康服务水平仍存在很大的进步空间。这一点，在人均卫生支出上就得到了明显的体现，人均卫生支出是由国家、政府和个人三方面构成的，如今我国国民对健康的观念已有了很大的转变，认为医疗卫生支出不仅是为了看病治疗，还有很重要的投入是为了满足保健和养生的需求，这样的消费优化了我国的支出构成体系，表明了在国家实力提升的同时，人们的健康消费水平也有了很大的进步。

5.3.4 结论

研究金砖国家的健康领域发展水平时我们选用了三项一级指标，七项二级指标进行比较分析。综合看三项一级指标，中国表现较好，基本居于中等以上水平。尤其在健康水平评估中，中国的人均预期寿命位居金砖国家第一，孕产妇死亡率和自杀率表现第二优。金砖五国作为世界主要国家中发展较好的新兴市场国家，随着经济科技水平的不断提升以及政治稳定性的加强，五国国民对健康生活的观念都有了很大的转变，支出的卫生费用不仅局限在疾病治疗中，还有相当一部分转移到了日常健体养护当中。但是同时需要注意的是，部分国家由于宗教、政治、民族文化等影响因素仍存在着不科学管理、非常态发展的问题。如印度因早婚早育使得孕产妇的健康知识普及不到位，重男轻女的思想使得女性的生理心理遭到双重打击；俄罗斯民族的战斗性使得因酗酒、暴力导致的自杀率持续攀升等问题。这些都是金砖国家在建设发展健康事业时需要注意的，并且是能够通过政策约束或立法管控来减少或规避的问题。

5.4 "一带一路"沿线国家

"一带一路"是"丝绸之路经济带"和"21世纪海上丝绸之路"的简称。2013年9月和10月，中国国家主席习近平在出访中亚和东南亚国家期间，先后提出共建"丝绸之路经济带"和"21世纪海上丝绸之路"的重大倡议，得到国际社会高度关注。"一带一路"倡议贯穿欧亚大陆，东边连接亚太经济圈，西边进入欧洲经济圈。打破原有的点状、块状的区域发展模式，强调区域之间的互联互通，产业的承接与转移。2016 年 8 月 19～20 日在北京召开的全国卫生与健康大会中，习近平强调，"我们要积极参与健康相关领域国际标准、规范等的研究和谈判，完善我国参与国际重特大突发公共卫生事件应对的紧急援外工作机制，加强同'一带一路'建设沿线国家卫生与健康领域的合作"[①]。

作为一项国家级顶层合作倡议，"一带一路"现已涉及 65 个国家和地区。基于地理位置划分为东盟（东南亚）10 国、中西亚 23 国、南亚 8 国、独联体 7 国和中东欧 17 国。按照划分后的地理区域我们各选取1～2个国家进行健康领域的研究和分析，分别为东盟的印度尼西亚和柬埔寨，中西亚的哈萨克斯坦，南亚的斯里兰卡，独联体国家中的俄罗斯，中东欧的捷克。

5.4.1 东盟

2016 年 10 月 27 日，首届中国－东盟卫生合作论坛在中国广西壮族自治区南宁市顺利举办。论坛适逢中国－东盟建立对话关系 25 周年之际，有中国和东盟成员国文莱、柬埔寨、印度尼西亚、新加坡、越南等 10 国的高级官员，以及世界卫生组织、东盟秘书处的代表出席，在论坛中落实了《中华人民共和国政府和东南亚国家联盟成员国政府关于卫生合作的谅解备忘录》和《东南亚友好合作条约》，进一步深化和创新了中国－东盟卫生部长会议机制以及东盟秘书处协调机制下的中国－东盟卫生交流和合作，推动了本地区卫生事业共同发展，为建设中国－东盟命运共同体发挥了重要作用。

论坛达成的主要共识有：（1）促进中国和东盟国家在重大传染性疾病的信息共享、监测、联防联控和应对，突发事件卫生应急的协调和合作，慢性非传染性疾病的预防和管理等公共卫生问题方面的经验交流；（2）加强卫生领域人力资源的互动，双方加强人员合作机制，重视开展卫生和医学专家的交流，慢性非传染性疾病的预防和管理等公共卫生问题方面的经验分

---

① 《习近平谈治国理政》第二卷，外文出版社，2017，第 373 页。

享；（3）在五项机制的指导下持续推动机构间的友好往来，积极开展传统医学的教育、医疗、科研、文化以及药材资源的广泛交流与合作。

以印度尼西亚为例，合格专业人员的短缺一直以来是医疗保健业发展的最大阻碍之一。世界卫生组织 2005～2012 年的数据显示，每 10000 个印尼人中只有 2 个医师，而印度为 6.5 个，邻国马来西亚为 12 个。医疗人员的短缺严重制约了公共卫生医疗行业的发展，不仅使得政府需要妥协制定对于外国医生的优惠政策，造成对当地人力资源的地域歧视和不平等，同时也难以解决本国人员的就医刚需问题。2015 年 5 月，在中印尼副总理级人文交流机制联委会第一次会议上，中国－印尼公共卫生人才合作培训计划（2015～2017 年）正式宣布实施。在三年间中国将为印尼方合作培训 100 名公共卫生专家和专业技术人员，双方卫生部门将继续加强在公共卫生、全面健康覆盖、卫生人力发展和健康教育等领域的合作。持续性的人才培养计划，将给印度尼西亚的医疗力量直接注入新鲜血液，同时，培养方法的渗入将间接影响印尼本国的公共卫生人才储备。

在东南亚、非洲等热带或亚热带地区，由于日照时间长、紫外线强烈，加上人员多属于外出型与劳动密集型作业状态，因此该地区人民白内障发病率较高，且部分患者病情较一般型症状更复杂。但由于这些国家的医疗资源极其匮乏，很多患者往往不能得到及时的救治导致失明。以柬埔寨为例，卫生部部长曼·本亨表示，该国有 74.7% 的致盲个案是由白内障引起的，眼科问题一直以来是柬埔寨公众关注的问题。2017 年 11 月 19 日，"一带一路国际合作香港中心"与柬埔寨卫生部、亚洲防盲基金会等机构签署合作协议，推出"一带一路消除白内障致盲行动"医疗援助计划。该中心将联合多家机构为柬埔寨磅湛省全省因白内障致盲的民众提供免费手术治疗，并捐出两部流动手术车等医疗设备。此项活动将惠及当地超过一万名白内障患者，预计在 18～24 个月内磅湛省会成为柬埔寨首个零白内障致盲的省份。通过"一带一路"的民心相通项目，将社会共融的理念推广至"一带一路"沿线国家，也让更多的白内障眼疾患者重见光明，感受世界之美！

5.4.2　中西亚

中西亚是中亚和西亚的合称，其中，西亚是指自伊朗至土耳其的亚洲西部地区，该地区是连接欧亚非和沟通大西洋、印度洋的枢纽地；中亚的概念提出较晚，广义上包括六国，但也有地理研究学者认为是五国，即不包含阿富汗。于"一带一路"倡议实施过程中，有关健康领域的合作与发展，在中西亚国家中存在高度的相似性，因此我们对中亚和西亚进行联合表述。在 2015 年第四次上海合作组织（简称上合组织）防疫部门领导人会议中，就主要传染性疾病的预防和控制等议题进行了讨论。其中主要涉及，利用上合组织这一平台优势和新疆的地理优势，进一步拓展与中亚和西亚国家在传染性疾病防控领域的交流合作，建立跨境传染病疫情通报制度与卫生应急处理协调机制，构建区域传染性疾病联防联控工作网络，如帮助阿富汗等国消除脊髓灰质炎，提高中亚和西亚国家对典型传染性疾病的综合应对能力。

凭借天然的地理优势，中亚的几个国家都成为能源型国家，但其在医疗领域的能源资源却十分短缺，这些国家的医疗能源短缺已成为掣肘其公共卫生产业发展的主要原因。如哈萨克斯坦就是典型的中亚能源大国，但药品短缺是其健康领域最突出的问题，而该国政府也在一直努力摆脱这种不利局面，对外商投资实施一定税费减免从而鼓励其进入，以便促进医药领域的发展。哈萨克斯坦作为"一带一路"沿线国家，与中国地域相近、文化相似，同样对中医药有较高的认同度，再加上我国与东盟的良性合作循环珠玉在前，与我国北方地理环境相似的中亚国家很符合中药材的种植与贸易条件，这在极大程度上鼓励了我国中药材投资商进入哈方市场，为其带来药品原材料供应的新动力。

5.4.3　南亚

南亚因地理面积小被称为次大陆，但它包含了世界超过两成的人口，加上多高大山脉的自然地理组成要素，使得人口分布较为密集。同时，南亚也是除非洲以外世界上最贫穷的地区之一，加上宗教文化以及政治的冲突，该地区的国家政局都较为不稳定，以印度和巴基斯坦为例，两国战争频发。贫穷与战争等原因，使得在"一带一路"沿线的南亚国家非常缺乏环境与健康方面的基础设施建设。

国家主席习近平于 2014 年 9 月 18 日在印度世界事务委员会发表题为《携手追寻民族复兴之梦》的重要演讲，谈到"南亚是充满希望、潜力无穷的次大陆，可望成为亚洲乃至世界经济新的增长极"①。中国本着和平稳定、发展繁荣的美好愿景提出"一带一路"的倡议，愿同南亚各国和睦共处，为南亚发展添砖加瓦，实现经济共荣、贸易互补、民心相通。

以南亚的斯里兰卡为例，在 2004 年海啸来临之前，大部分南部省份的居民便很难获得安全的饮用水，而在海啸过后，海水造成海岸沿线城市的水井与化粪池受到污染，这使得斯里兰卡人民的饮用水安全问题更加严峻。2007 年，联合国儿童基金会分别教给了靠近污染水源的居民一种简便和一种复杂的方法来净化饮用水，但成效不佳。2012 年，斯里兰卡全国管网供水仅为 40%，污水处理率仅为 2%。至 2015 年，斯里兰卡总统在一次饮用水问题座谈会上表示，当前阶段全国约有 4 万名肾病患者，每年有 1000 人死于肾病，而造成肾病蔓延的主要原因直接指向不洁饮水。2012 年，中企与斯里兰卡税务局签署了一批供水及污水处理项目合同，自 2014 年 2 月开始，项目开始陆续正式开工。这些由中方贷款、中企承建的供水及污水处理项目完工并投入使用后将建立起斯里兰卡安全饮用水供给和污水处理系统，能够确保居民卫生洁净用水和减少污水对环境造成的污染。斯方也安排卫生部、城市发展和给排水部与中方部门保持密切沟通，切实帮助解决当地居民用水难的问题，让清冽甘甜的饮用水流进斯里兰卡的千家万户，形成中斯两国"洁水外交"的新模式。

5.4.4 独联体国家

独联体国家是独立国家联合体成员国的简称，是苏联解体后产生的拥有

---

① 《习近平在印度世界事务委员会的演讲（全文）》，http//www.gov.cn/xinwen/2014-09/19/content 252799.htm，最后访问日期：2018 年 10 月 10 日。

独立主权的国家。迄今为止，独立国家联合体有成员国9个，联系国2个，参加"一带一路"倡议的国家有7个。自1992年以来，中国与独联体国家的建交已逾20年，在形成"好邻居、好朋友、好伙伴"的新型国家关系后，各国间通过高层互访的方式，签署了多项友好合作关系的联合声明和条约。如在2008年金融危机爆发以后，中国贸易投资促进团访问白俄罗斯，与其签署了总金额约34亿美元的金融与企业协议13个，给予了白俄罗斯有力的资本援助，在一定程度上维护了白俄罗斯的经济稳定性和政治稳定性。中国与独联体国家的建交，不仅体现在贸易合作上，还有人文交流机制框架下的卫生合作。

白俄罗斯是全球27个耐多药结核病高负担国家之一。2011年，该国有逾9000例结核病人，其中近1/4的病人为耐多药型结核病。自2008年开始，白俄罗斯开始实施结核病医疗改革，将治疗和控制标准提升至国际水平，与世界卫生组织关于遏制结核病的建议保持一致。改革的主要措施包括将不同型病人进行区隔，采用标准化结核病治疗方案，并对病人采取物质激励措施。改革以来，白俄罗斯的结核病死亡人数与21世纪初的峰值数字相比下降了约3成。2017年10月30日，世界卫生组织发布了《2017年全球结核病报告》，其中我国的表现与2016年无较大差异，仍在结核病高负担国家中排名第三，处于较弱控制水平。可以说，结核病防治始终是我国医疗防控的痛点之一，其主要体现在流动人口和老年群体发病率较高，并且中断治疗或反复发作出现耐药性的概率也大。总体而言，我国未能达到世界卫生组织提出的防控高标准。在"一带一路"倡议中，有关传染性疾病从国家层面强调的一直是联防联控、交流合作、机制共享。面对我国现阶段出现的结核病率高水平问题，向他国学习有效的综合持续应对机制是十分必要的。

5.4.5 中东欧

2017年6月19日第三届中国 – 中东欧国家卫生部长论坛在布达佩斯举行，国务院副总理刘延东出席开幕式并致辞。论坛中谈到，自2012年中国 – 中东欧"16 + 1"卫生合作机制建立以来，其日趋成熟，不仅有利于应对全球性卫生挑战、深化卫生领域务实合作、提高联合培养人才力度、增强健康供给和服务能力，也有力地促进了中欧"健康丝绸之路"的建设，成为"一带一路"倡议融入欧洲经济圈的重要"接口"，为增进各国人民健康福祉、构建人类命运共同体做出了巨大贡献。

捷克共和国是一个在公共卫生保健方面拥有高水准的国家，中捷两国近年来在医疗保健领域合作发展势头良好，重点在医院间合作、疾病预防、医护人员培训、急救医学、卫生计生等方面有深入地互相学习和促进。2017年，以上海瑞金医院为首的标准化基地医院派遣首批航空医疗救援队赴捷克培训，为建设一条快速安全的"空中生命线"，完善我国的航空医疗救援服务；同年，北京急救中心、布拉格急救中心和捷信中国公司签署了在航空医疗救援方面的合作谅解备忘录，针对即将在2022年于我国北京召开的冬季奥运会，扩大卫生急救和应急人才储备，提高专业技术水平。同捷克卫生部的合作交流将作为"一带一路"卫生领域交流合作的重点和亮点，成为实现共赢的重要关键词。

5.4.6　结论

医疗卫生等健康领域的相关问题长期以来都是各国政府关注的重点，自2013年"一带一路"倡议在各国陆续推行，我国与沿线国家开展了一系列务实合作、民心相通的项目，牵动着多国人民的内心和情感。总结我国携手多国共同打造健康命运共同体的历程，主要有四方面。一是卫生交流，共建全球健康新机制。"一带一路"只是一个小小的缩影，我们期待的是与世界共享完善的健康机制。二是疾控先行，共筑防病大屏障。随着全球化的进程，传染病的输入输出也变得更为简易，建立起有效的联控联防机制，提高综合应对能力是各国需要联手协作的。三是医疗援助，共享健康大福祉。各国国情大不相同，所处的发展阶段也各不相同，更多的是需要水平先进的大国去援助能力有限的小国，如我国开展的"光明行"活动，累计为"一带一路"沿线国家5200余名白内障患者恢复光明，这就是健康共享理念的实现。四是广泛交流，共担医改大工程。卫生体制的改革是一个持续改进的过程，需要全面管理和改善，因此"一带一路"作为一个长效合作机制，有利于从可持续发展的视角促进健康事业的整体发展。

5.5 总结与建议

5.5.1 总结

在研究世界主要国家健康产业发展水平时，依据经济、科技和文化发展水平以及政策因素等将研究对象分为三类：G7 国家、金砖国家和"一带一路"沿线国家。我们采用定量和定性相结合的分析方式对各国的卫生水平发展现状进行了描述和原因分析。其中，定量分析选取了健康水平指数等 3 项一级指标，在一级指标之下又细列了"人均预期寿命"等 10 个二级指标。

从与 G7 国家的对比研究中，我们可以发现，中国在健康领域中多项指标的绝对值较七国都存在较大差距，这是发展中国家在国情上的通病。但从变化发展趋势来看，我国一直处于改善提升的状况，如当前卫生总费用占 GDP 的百分比，虽仍落后美国许多，但已逐渐追赶上英国，并且如婴儿死亡率之类的健康水平指数改善效果已赶超美国，这是我国自实施健康中国战略以来所取得的明显进步。研究金砖国家时，综合来看，中国较其他国家表现良好，基本处于中上等水平。金砖五国作为世界发展较好的新兴市场国家，在建设发展健康卫生事业时，虽有发达国家作为良好的学习参照，但同时需要关注本国的宗教文化、生活观念等是否契合。经常存在宗教或文化观念过强而导致健康政策难落地的问题，如印度的厕所工程。因此，在金砖国家发展卫生健康事业时，一般采用的是先转变刻板印象，再辅以刚性的政策法规约束的办法。"一带一路"是我国近五年来着重打造和实施的国家战略，而医疗卫生等健康领域事业的发展向来是各国关注的重点。我国携手"一带一路"沿线国家共同打造健康命运共同体，通过卫生机构和人才的交流、传染疾病的联防联控、医疗援助、共建医改工程等方式，有效改善了多国的卫生缺陷现状，并为未来铺设本国健康持续发展机制提供了有效助力。

5.5.2 策略与建议

（1）明确发展目标，细化工作条目

近年来，我国制定了多项关于妇幼保健类的发展纲要，以及接轨了多项国际妇女儿童保护公约。如制定《中国儿童发展纲要（2011～2020年）》，明确提出婴儿和5岁以下儿童死亡率要分别控制在10‰和13‰以下。这些具有明确发展目标和规范措施的条款给予了各级政府压力和动力，使其逐步完善和健全区域内的健康发展体系以及为此投入充足的资源来实现项目目标。

如自杀率之类的健康评估指标越来越成为各国在健康领域关注与发展的重点，但是在多数国家都未能形成系统的部门或政府工作项目组来有针对性地发现、处理和解决问题。因此，应考虑如我国的妇幼保健类项目一样，制定具体的发展纲要或在健康发展规划中落实明确的改善目标，从而推进政府与社会机构研究创新出更佳的改善措施。

（2）观念变革带动设施建设

以印度为例，受传统观念影响，妇女社会地位低下。在过去，印度农村甚至没有公共女厕，妇女需在深夜前往野外集体如厕，这对女性的身体健康造成了很大的损害。后来当局政府虽拨款对农村进行厕所建设，但由于固有观念问题厕所被闲置或改造成其他场所，甚至部分地区拒绝建设。为此，印方政府采取了观念变革的整改办法，首先对农村人口尤其是女性进行卫生知识的普及，然后选一地率先进行改造展示其示范作用，后带动周边区域的设施建设，最终印度女性公厕得以建成。

各国在推广改进型卫生设施建设时，不应只颁发"冰冷"的文件，而应先采用教化方式，让民众先认识到设施改进的益处，主动加入建设队伍中去。如斯里兰卡的洁水项目，虽然我国和斯方一直在合力建设污水处理系统和安全饮用水供给系统，但由中方承建在斯方施工始终是缺乏本土化意义的。若首先对斯方人民普及安全饮用水的重要性，然后再鼓励斯方人员加入项目团队中，必然会使洁水项目的实施更加顺利，也更能达成两国"洁水外交"的重要内涵。

（3）强化己方之长，共筑双边合作

不同的国家在不同的地理环境、人文环境中会培育出不同的发展特长。如中西亚地区的多个国家凭借天然的地理优势成为能源型大国，在"一带一路"经贸合作中，我国许多中药材贸易商选择进入中西亚市场进行投资，不仅为中西亚国家的种植业带来周转能量，也为我国的药品原材料供应提供了新的动力。市场化的双边合作一来促进了国家之间的友好交往，二来缓解了社会就业压力，三来为医疗业的建设储备了足够的刚性资源。

合理化多效化的双边合作机制为各国健康事业的发展带来了全新的机会，是需要重点把握、重点开发的。然而，受限于物流成本、国际关系等问题，许多具备合作机会的国家未能形成有效联盟，导致很多国家供给发展不均衡，弊病重重。因此，类似"一带一路"的合作战略应及时推出，鼓励各国的社会机构和政府组织参与，打破信息不对称的壁垒，充分有效利用资源。

（4）发展滞后性需要靠创新改善

金砖五国作为世界主要的新兴市场国家，卫生医疗水平普遍滞后于发达国家，但相较欠发达国家已提升很多，处在中上地位。观察五国对于医改事业做出的努力，差异化程度较高。中国主要通过打造公共医疗体系来弥补社会贫富差距，保障公民就医的公平性；巴西重视基层卫生服务体系建设，建立双向转诊制度和基本药物制度，从而有效降低医疗费用，提升服务效率；印度卫生公共费用的支出占政府总支出的比例很低，其主要是参照美国等发达国家的商业医疗保险制度。从不同国家的医疗卫生体制的改革效用来说，对于国家发展阶段而产生的滞后性的缓解程度是不同的。从世界卫生组织发布的对医疗体系运转效能的评估方法看，针对中国国情提出的创新改革医疗办法是更胜一筹的。

无论是新兴国家，还是发达或者欠发达国家，在缓解自身因经济损伤或宗教文化遗留问题等造成的发展滞后性压力时，不应只复制高水平国家的政策表象，而应根据自有国情创新研发解决方案，基于问题的本质来看待和处理问题。滞后性造成的原因往往也是方法的滞后，试想，如果21世纪的国家去借用20世纪国家的发展改革办法，必然是会一直滞后于现时的步伐的。创新是发展的原动力，医疗卫生人员的培养、医疗先进设施的建设、对症下药的健康事业政策……这些是健康国家得以创造的基石。

第6章
可持续发展建议

6.1 策略引导

6.1.1 将健康融入所有政策

当前，"健康中国"已上升为我国的国家战略，这就要求我们必须从大健康、大卫生高度出发，将健康融入所有政策。中国的行政体制保证国家倡导的健康理念能够比较容易地找到一条从行政主体通向社会和民众的直接通道，政策一旦明确，就可以充分发挥体制上的优势，从社会环境、健康宣传、教育体制，甚至文化传统中来寻找各种可行的解释要素，也就是可以通过舆论媒体、基层社会组织、企事业单位、学校等多种途径，创建促进健康的环境，包括健康社区、健康学校、健康工作场所、健康城市等，将健康理念直接注入社会基层和民众的生活中去，从而产生"社会治疗"的效果。

健康政策在触及社会风尚和传统习惯领域时，首先不能违背社会风尚和传统，否则健康政策、健康理念的执行和传播就会面临表面浮泛、难以深入的困难；其次应与之相互融合，充分利用社会风尚和传统习惯在民众生活中广泛而持久的影响，来增强健康理念的宣传效用。应当说，如此将生活习惯、审美习惯等文化传统，纳入并深植于社会的健康文化的宏大叙事方式，既是中国独有的体制优势，也是健康事业的中国特色。

6.1.2 坚持预防为主

中国的健康管理还是一个方兴未艾的领域，现阶段人们还未能完全受惠于健康管理和健康服务业，大多的财力、人力依旧投入在有病治病上。事实上，预防的效果远胜于治疗。首先，预防着眼于避免和减少疾病的发生，而治疗则是在疾病已经发生的前提下用药物、手术等手段消除或减轻疾病，减轻患者病痛，减少并发症和死亡的过程。其次，与疾病发生后的治疗相比，预防不仅效果好，可以挽救更多的生命，而且其成本投入更是远低于治疗。一般情况下，治疗疾病需要更高的医疗费用，会给患者家庭和社会带来更重的经济负担。将"已病就医"转为"未病先防"，不仅可以减少家庭的医疗支出，同时也可以减轻国家的医疗负担。

我们提出的"健康中国"，其内涵就是要以人民群众的健康需求为导向，努力实现从"以疾病治疗为中心"到"以健康促进为中心"的转变，不断提高国民健康水平。想要实现此种转变就必须调整卫生服务的方向，将传统的"以病人为中心"转变为"以健康为中心"，通过疾病预防、健康保护和健康促进不断提高公众健康水平；关注婴儿、儿童、青少年、成年人、老年人等不同年龄阶段的主要健康问题，关注生命全过程的健康，延长健康寿命，提高生活质量，实现身心"健康一生"；大力普及科学的健康知识，开展公众健康教育，倡导健康的生活方式，不断提高公众的健康素养，加强每个人对自我健康的管理。

由此可见，"预防为主"是建设健康中国的必然要求。要打造健康中国，就必须注重和坚持"预防为主"。

6.1.3 坚持中西医并重

中医药是中华民族的伟大创造，是我国各族人民在长期的生产生活实践和与疾病做斗争的过程中逐步形成并不断丰富发展的医学科学，是弘扬与传播中华优秀文化的有效载体。我国传承的中医，治病效果好，临床水平高，治疗成本低，深受群众欢迎，几千年来为中华民族繁衍昌盛做出了重要贡献，对世界文明进步产生了积极影响，是我国独特的医学科学，在医疗卫生体制改革中有显著的优势。

坚持中西医并重，须将中医药融入卫生与健康的所有政策，充分释放其活力潜力。随着健康观念和医学模式的转变，分别源自东西方文化的中医和西医，其各自短长愈显互补，而将中西医优势汇聚、提供最佳医疗养生保健方案，无疑是保护生命健康的最理想境界。相对西医学的短处，应当发挥中医药在治未病中的主导作用，在重大疾病治疗中的协同作用，在疾病康复中的核心作用。在建设基本医疗卫生制度中，让中医药临床疗效确切、预防保健作用明显、治疗方式灵活、费用低廉的特色优势充分显现。

坚持中西医并重，亟须做好中医药传承创新工作，确保后继有人，繁荣学术，提升疗效。针对当前"西医腿长、中医腿短"的现状，应大力实施中医药传承创新工程，切实把中医药这一祖先留给我们的宝贵财富继承好、发展好、利用好，在传承中创新发展，在发展中服务人民。如此，才能更好扬己之长、补彼之短，切实推动中医学与西医学相互补充、协调发展，携手共筑防病抗病长堤。

6.2　实施路径

6.2.1　强调组织协调，搭建合作平台，建立科学的统筹决策机制

（1）整合优化健康建设管理办公室的职能

"健康中国"战略的实施是一个庞大的系统工程，这不仅关涉医疗卫生的行业和部门，而且涉及十多个非卫生部门。国家卫计委是全面负责卫生和健康工作的一个政府部门，可发挥主导、统领协调、牵头的作用，但不能指望这一个部门单打独斗。所以，建立专项负责的健康建设管理办公室，以整合性方式形成合力，促进多行业跨部门合作，形成跨部门跨地区的合作机制非常必要。"健康中国"战略的落地，会涉及方方面面的协调，因此需要加强政策对话，搭建合作平台，完成城乡协调发展、区域与省份之间的协调发展、防与治的协调发展以及社会与经济的协调发展。全面提升医疗卫生领域治理体系的协同性，才能突破医改的瓶颈。

（2）建立健全先评估后据顶的决策机制，建立科学高效的会议制度

开展对健康影响的评价，提高城市应对突发公共卫生事件的能力，把各省、自治区、直辖市内重大健康设施建设、环境整治和健康保障项目，优先纳入国民经济和社会发展计划，依法把好建设项目环境影响评价关口，建立起先环评后决定的决策机制，实行环保一票否决制。

建立各省、自治区、直辖市开展"健康中国"建设工作联席会议制度，健全政府管理部门联动机制。管理办公室成员要定期召开联席会议，按照确定的目标、任务和重点工程，研究解决问题，全面协调推进各成员单位的健康建设工作。同时，实行重点工作日报制度、全程督查跟踪督办制度和现场办公制度，有效推动各项工作的开展。

6.2.2　拓展融资渠道，创新财税金融机制

（1）调整税收优惠政策

在投资环节上，对于企业进行健康服务提供以及健康环境保护所进行的固定资产的投资可以减免固定资产方面的调节税；对不符合健康中国建设管理标准的企业则是在税收上加大经济上的惩罚，从而在财税上达到对地区健康建设的监督和控制。

（2）设立健康中国建设专项资金

由地方财政管理部门设立健康中国专项资金。组成专家组对实施健康服务管理的有关企业、技术进行评估审核，增加健康管理研究费用，安排专项资金支持预防保健、中医药技术的推广，对重点、重大项目进行扶持，如通过专项资金直接拨款、贴息、低息或无息贷款的形式提供，加强对专项资金的管理，确保专款专用，拓宽专项资金的来源渠道。

（3）完善财政激励政策

积极探索和施行基层医疗机构奖励政策以及长期护理服务机构的奖励政策等，探索推行长期护理服务机构等级评定和专业护理人员分级补助制度，增加对长期护理服务机构的财政补贴。鼓励金融机构适当放宽对从事长期护理服务相关企业的信贷政策，加大对长期护理服务体系的扶持力度；发挥多

层次资本市场的融资功能，通过 BT、BOT、TOT 和 PPP 等多种方式，引导和鼓励社会资金投入护理服务领域，支持长期护理服务企业的资本市场融资。

6.2.3 出台政策法规，优化健康管理机制

（1）探索制定各省、自治区、直辖市健康中国建设管理规定

明确各省、自治区、直辖市发展健康中国战略的发展定位和建设任务，使健康管理机制的创新法定化，为健康中国建设的先行先试创造宽松的体制空间和法制环境，为健康中国的建设、发展和管理提供强有力的法律保障。

（2）配套出台全生命周期的政策法规保障体系

结合各省、自治区、直辖市健康中国建设的规划建设需求和进度，逐步建立完善生命孕育期健康管理、儿童少年期健康管理、成年期健康管理、老年期健康管理、临终关怀等全生命周期的政策法规和管理办法等相关规范性文件。

进一步完善食品安全、饮用水安全以及灰霾治理、垃圾处理、公共场所禁烟等管理规章，切实加大执法督察力度，实现法制化、常态化管理。

6.2.4 鼓励创新，构建科技支撑机制

（1）创新机制，逐步出台健康中国建设重点技术领域的建设导则

鼓励医药科研机制和市场机制的创新，鼓励健康保障制度的创新。紧密结合各省、自治区、直辖市健康中国的规划建设需求，积极探索和制定符合各省、自治区、直辖市特征需求的地方性技术指南和建设导则。

（2）积极推进"智慧医疗"

建立健全动态电子健康档案、个人诊疗记录等健康信息库，全面推动医院联网，开通医院专家门诊预约等多项服务；推进家庭医生"签约制"及双向转诊，逐步改变大小病种都挤向大医院的状况；进一步完善社会服务平台的功能，让更多市民享受到便捷、贴心的健康服务。

（3）建立专家库，积极培养和引进健康产业相关的人才

围绕各省、自治区、直辖市健康中国建设的关键技术领域，组建由国内

外一流专家组成的专家库，不定期邀请专家进行技术指导和顾问咨询；同时，通过各省、自治区、直辖市内部培养和外部人才引进的双重方式，提高各地区健康产业相关人才的整体水平。

6.2.5 落实目标责任，强化监控体系机制

（1）建立相关部门分工协作、分步实施机制

在各省、自治区、直辖市政府的统一领导下，各相关部门根据健康中国建设要求，结合本部门工作，制订部门健康建设工作规划和年度建设计划，明确工作目标、进度、措施，并负责组织实施。

（2）实行健康建设目标责任考核制

将健康建设目标分解、细化，落实到各行业、各部门，对重点行业和重点工程实行目标管理，明确责、权、利，靠制度化推进部门通力合作，确保健康建设工作卓有成效地开展。将行业管理部门、重点单位健康建设目标完成情况和措施落实情况列入各部门政绩考核内容，建立相应的奖惩制度，并将结果予以公布，实现健康建设的常态化、社会化、持续化。

（3）探索建立健康建设指标与审批流程衔接的实施路径

积极探索健康建设指标与现行基本建设流程和固定资产审批流程相衔接的路径，严控健康指标落实，加强对健康建设项目各个环节的闭合监管，确保健康建设目标的实现。

（4）实施信息公开和公众参与监督机制

鼓励公众努力提高自身健康意识，积极投身环境教育，向政府部门提供健康建设建议；另外，通过公示公告制度，公众有权监督地方健康建设企业的健康服务行为，并及时向有关部门举报。

6.2.6 倡导健康生活，完善教育宣传机制

（1）发挥公共机构的健康表率作用，实施健康细胞工程

充分发挥公共机构的表率作用，在市区广泛开展健康社区、健康机关、

健康学校、健康家庭等创建活动，鼓励支持社区、单位、家庭及个人参与其中，引导市民向健康生活方式转变。应重点抓好无烟学校、健康学校、安全学校等活动，通过"小手拉大手"，以孩子带家长，从学校到家庭，培养健康人群。

（2）打造企业健康文化，将健康目标与企业发展目标相融合

促进健康观念融入企业文化中去，通过创建企业健康文化引导员工养成健康生活方式，改变未来慢性病发展趋势；通过倡导和践行健康生活方式，加大对员工健康的关注和投入，最终实现企业利益与员工个体利益的有机结合。

（3）充分利用新闻媒体进行全社会范围的健康生活宣传

充分发挥电视、广播、报刊、互联网等新闻媒体的舆论导向作用，采用多种形式积极宣传各省、自治区、直辖市健康中国建设的政策措施、重点项目、先进经验，倡导健康生活方式和生活习惯，提高全民健康文化素养，营造健康建设的良好氛围。

（4）广泛开展健康生活方式与慢性病预防的健康宣传教育活动

将普及慢性病防治知识的教育列入学校教育中去，帮助广大青少年树立正确的健康观，采取健康的生活方式。将健康教育带进农村、带进社区、带进家庭，帮助广大群众加深对健康知识和行动计划的了解，自觉采纳有益于健康的行为和生活方式，消除或减轻影响健康的危险因素，预防疾病，增强健康理念，从而理解、支持和倡导健康政策、健康环境，提高参与健康建设的主动性和积极性。

6.2.7 推动共同发展，建立合作交流机制

（1）深化与世界其他国家的合作

充分借鉴其他发达国家在医疗技术和制度、健康管理知识传播、疾病预防、提升全民健康水平等方面的成熟经验和做法，通过项目合作、考察交流等方式将其适宜的理念和技术引入各省、自治区、直辖市的健康规划建设中。

（2）积极推动一体化的健康发展合作

立足各省、自治区、直辖市已经开展健康城市建设的城市，以促进地区健康一体化发展为目标，深化在健康领域的合作交流，共同探索地区推动健康文明理念实践的经验做法。

（3）与国内知名科研院校开展长期战略合作

通过与国内知名科研院校开展健康领域的长期战略合作，为各省、自治区、直辖市的健康技术研发和人才培养建立稳定、畅通的渠道。

（4）开展面向一线健康服务人员的技术培训、考察学习

重点针对从事护理工作的健康护理人员的综合素质、服务能力、基础管理能力没有达到专业效果的问题，定期组织面向一线服务人员的护理技术培训和考察学习，提高其专业水平和能力。

附录 I

各指标计算原始数据

1. 健康水平各指标原始数据

表 1 孕产妇死亡率

单位：1/10 万

省 份	2012 年	2013 年	2014 年	2015 年	2016 年
北 京	6.60	10.20	7.70	8.50	10.50
天 津	9.22	8.77	9.28	8.10	9.40
河 北	21.52	10.70	8.80	8.80	11.10
山 西	11.70	15.60	14.40	13.10	12.10
内蒙古	20.10	15.50	19.60	18.30	15.60
辽 宁	7.90	8.30	10.70	8.50	9.20
吉 林	16.40	17.10	25.80	15.40	14.60
黑龙江	17.40	14.80	14.80	16.80	14.80
上 海	7.10	9.30	5.00	5.70	3.40
江 苏	5.28	4.99	4.65	4.64	2.20
浙 江	4.01	6.20	5.50	5.30	5.70
安 徽	11.50	13.70	11.50	14.00	13.00
福 建	11.40	12.00	10.30	10.10	8.50
江 西	11.30	10.70	9.00	8.30	9.90
山 东	10.10	9.30	9.50	8.50	9.60
河 南	9.20	10.30	11.20	10.50	9.40
湖 北	10.10	11.60	9.00	9.10	8.60
湖 南	19.60	16.00	14.90	14.20	13.80
广 东	9.90	8.40	8.40	6.10	7.50
广 西	17.40	14.20	14.10	14.20	12.70
海 南	25.80	17.90	15.00	10.16	17.70
重 庆	15.03	17.12	18.31	15.30	13.10
四 川	18.90	20.70	18.60	17.80	17.50
贵 州	26.10	22.60	26.80	20.50	22.40
云 南	28.00	26.70	22.10	23.60	23.30
西 藏	176.10	154.50	108.90	100.90	109.90
陕 西	10.70	13.30	11.60	9.20	9.50
甘 肃	24.35	22.96	19.47	15.07	17.10
青 海	36.20	44.00	33.30	31.90	31.50
宁 夏	27.47	15.10	14.84	23.10	20.00
新 疆	34.10	33.80	39.10	38.50	31.90

资料来源：历年《中国卫生与计划生育年鉴》。

表 2 出生体重 <2500 克婴儿比重

单位：%

省 份	2012 年	2013 年	2014 年	2015 年	2016 年
北 京	3.52	3.62	3.90	4.05	4.23
天 津	3.61	3.80	3.93	3.91	4.28
河 北	3.02	3.02	2.89	2.85	2.78
山 西	2.03	2.15	2.28	2.31	2.22
内蒙古	1.91	2.05	2.32	2.31	2.66
辽 宁	2.25	2.28	2.31	2.37	2.52
吉 林	1.70	1.74	2.21	2.57	2.82
黑龙江	2.57	2.37	2.43	2.31	2.17
上 海	3.96	4.03	4.28	4.50	4.54
江 苏	2.10	2.11	2.43	2.57	2.66
浙 江	2.82	2.98	3.38	3.45	3.67
安 徽	1.35	1.49	1.66	1.73	1.86
福 建	2.77	2.85	3.04	3.15	3.31
江 西	2.32	2.26	2.07	2.17	2.11
山 东	1.22	1.22	1.25	1.35	1.37
河 南	1.99	2.15	2.49	2.33	2.47
湖 北	1.73	1.72	2.16	2.06	2.27
湖 南	2.36	2.33	2.59	2.65	2.72
广 东	3.48	3.50	3.77	3.93	4.05
广 西	4.79	5.05	5.07	5.02	4.87
海 南	2.68	2.88	3.29	3.19	3.31
重 庆	1.24	1.14	1.37	1.41	1.79
四 川	1.60	1.64	1.88	1.92	2.04
贵 州	1.06	1.15	1.52	1.78	2.01
云 南	3.46	3.57	3.68	3.83	3.83
西 藏	3.43	5.47	2.07	1.95	2.39
陕 西	1.31	1.24	1.56	1.57	1.71
甘 肃	1.99	2.08	2.25	2.29	2.33
青 海	2.75	2.57	2.75	2.34	2.64
宁 夏	2.57	2.47	2.89	2.77	2.96
新 疆	2.27	2.14	2.55	2.46	2.68

资料来源：历年《中国卫生与计划生育年鉴》。

表3 5岁以下儿童中重度营养不良比重

单位：%

省　份	2012 年	2013 年	2014 年	2015 年	2016 年
北　京	0.12	0.10	0.16	0.16	0.17
天　津	0.23	0.23	0.29	0.32	0.33
河　北	2.52	2.39	2.21	2.22	2.14
山　西	1.08	0.96	1.15	0.87	0.88
内蒙古	0.56	0.57	0.84	0.60	0.57
辽　宁	0.83	0.84	0.83	0.81	0.80
吉　林	0.44	0.26	0.29	0.32	0.27
黑龙江	1.64	1.59	1.55	1.42	1.39
上　海	0.06	0.07	0.13	0.13	0.15
江　苏	0.53	0.47	0.60	0.56	0.62
浙　江	0.60	0.54	0.57	0.51	0.50
安　徽	0.69	0.64	0.72	0.66	0.68
福　建	1.19	1.12	1.03	0.95	0.93
江　西	2.30	2.28	2.58	2.55	2.42
山　东	0.67	0.64	0.88	0.99	0.96
河　南	1.53	1.52	1.64	1.61	1.70
湖　北	1.19	0.94	1.06	1.18	1.18
湖　南	2.02	1.62	1.42	1.45	1.31
广　东	1.08	1.13	1.54	1.68	1.72
广　西	2.88	2.94	4.05	4.16	3.86
海　南	3.18	3.37	3.37	2.95	2.84
重　庆	0.85	0.78	0.96	1.15	1.02
四　川	1.60	1.37	1.13	1.21	1.15
贵　州	1.27	1.05	1.10	1.21	1.26
云　南	2.97	2.65	2.13	1.93	1.77
西　藏	5.21	4.17	4.32	4.87	3.32
陕　西	0.90	1.06	1.01	0.94	0.94
甘　肃	1.19	1.21	1.37	1.30	1.45
青　海	2.33	2.46	2.36	2.07	2.38
宁　夏	0.45	0.48	0.60	0.80	0.85
新　疆	1.85	1.91	2.13	2.02	1.72

资料来源：历年《中国卫生与计划生育年鉴》。

表4 居民人均就诊次数

单位：次

省　份	2012 年	2013 年	2014 年	2015 年	2016 年
北　京	8.95	9.68	9.93	10.03	10.68
天　津	6.80	7.15	7.63	7.68	7.68
河　北	5.05	5.36	5.59	5.67	5.82
山　西	3.30	3.44	3.50	3.42	3.52
内蒙古	3.75	3.96	4.01	3.99	4.10
辽　宁	3.99	4.06	4.20	4.23	4.41
吉　林	3.54	3.71	3.86	3.80	3.94
黑龙江	3.01	3.15	3.15	3.01	3.13
上　海	9.28	9.69	10.33	10.61	10.72
江　苏	5.69	6.23	6.61	6.84	6.90
浙　江	8.25	8.64	9.15	9.56	9.93
安　徽	3.92	4.22	4.32	4.25	4.25
福　建	5.12	5.40	5.57	5.52	5.66
江　西	4.21	4.39	4.64	4.56	4.65
山　东	6.02	6.39	6.45	6.25	6.25
河　南	5.28	5.51	5.82	5.86	6.06
湖　北	5.29	5.53	5.93	5.95	6.03
湖　南	3.45	3.65	3.72	3.79	3.87
广　东	6.75	7.12	7.28	7.24	7.38
广　西	4.95	5.29	5.24	5.25	5.25
海　南	4.40	4.74	5.02	5.10	5.31
重　庆	4.52	4.68	4.61	4.81	4.89
四　川	5.25	5.37	5.47	5.50	5.62
贵　州	3.31	3.62	3.71	3.74	3.89
云　南	4.29	4.51	4.64	4.82	5.13
西　藏	3.29	3.78	4.13	4.25	4.22
陕　西	4.28	4.57	4.64	4.61	4.85
甘　肃	4.62	4.80	4.76	4.82	5.00
青　海	3.72	3.81	3.87	3.88	3.97
宁　夏	4.81	5.10	5.38	5.35	5.68
新　疆	3.76	4.14	4.34	4.38	4.55

资料来源：历年《中国卫生与计划生育年鉴》。

表5　居民年住院率

单位：%

省　份	2012 年	2013 年	2014 年	2015 年	2016 年
北　京	10.9	11.6	12.5	12.7	14.4
天　津	9.4	9.2	9.8	9.7	10.4
河　北	11.9	12.6	13.3	13.4	15.0
山　西	9.7	10.1	10.7	10.4	11.7
内蒙古	10.4	11.4	12.0	11.8	13.1
辽　宁	12.5	13.6	14.5	14.8	15.8
吉　林	11.0	11.2	12.2	12.4	13.5
黑龙江	11.0	12.3	12.8	13.5	14.8
上　海	11.6	12.1	13.1	13.9	15.2
江　苏	12.0	13.3	14.5	15.3	16.4
浙　江	11.4	12.5	13.7	14.3	15.6
安　徽	11.9	12.6	13.5	13.7	14.5
福　建	13.6	14.0	14.0	13.6	13.8
江　西	14.6	15.2	15.3	15.6	16.2
山　东	14.4	14.5	15.3	15.5	17.0
河　南	13.5	14.1	15.3	15.8	16.8
湖　北	14.9	16.4	18.1	18.9	20.3
湖　南	15.9	17.3	18.2	19.2	20.5
广　东	11.5	12.2	13.0	13.3	14.1
广　西	14.9	17.4	17.5	17.3	17.8
海　南	9.5	10.2	10.8	11.5	12.0
重　庆	15.3	17.1	18.4	19.6	20.7
四　川	17.1	17.9	18.5	18.9	20.0
贵　州	16.2	18.7	18.2	18.0	18.6
云　南	13.3	14.4	15.5	15.8	17.2
西　藏	4.7	6.2	7.2	8.9	10.4
陕　西	13.3	14.5	15.8	16.5	17.9
甘　肃	11.4	12.3	13.1	13.5	15.3
青　海	13.3	14.2	14.8	14.3	15.4
宁　夏	12.7	13.9	14.6	14.7	15.8
新　疆	20.1	20.5	21.4	21.7	22.3

资料来源：历年《中国卫生与计划生育年鉴》。

表6 甲乙类法定报告传染病发病率

单位：1/10 万

省　　份	2012 年	2013 年	2014 年	2015 年	2016 年
北　　京	174.45	155.87	165.49	150.86	137.99
天　　津	146.33	143.07	148.98	131.85	129.66
河　　北	184.24	181.60	186.29	184.92	178.97
山　　西	310.18	296.86	292.45	268.21	243.87
内蒙古	323.60	295.05	300.81	268.40	250.37
辽　　宁	230.88	209.54	236.07	211.18	200.70
吉　　林	233.14	194.96	203.27	174.26	145.87
黑龙江	224.87	216.10	207.80	199.76	181.02
上　　海	190.71	173.78	174.20	186.91	184.00
江　　苏	121.91	116.74	117.29	124.24	114.56
浙　　江	209.14	192.46	193.92	193.24	195.31
安　　徽	197.97	198.32	190.33	242.66	205.99
福　　建	287.07	280.57	274.60	278.24	258.79
江　　西	206.11	206.37	207.73	227.94	224.09
山　　东	114.60	124.05	131.65	130.90	137.19
河　　南	314.18	242.13	216.68	204.76	192.25
湖　　北	264.74	254.81	246.85	251.55	249.93
湖　　南	242.29	254.89	246.90	244.74	238.24
广　　东	317.55	317.12	360.75	313.19	320.16
广　　西	332.95	289.47	280.13	262.75	254.26
海　　南	278.47	313.16	326.23	342.48	321.47
重　　庆	245.58	254.55	250.39	262.08	263.60
四　　川	216.73	198.29	182.88	187.72	184.90
贵　　州	257.48	261.95	254.20	266.61	254.21
云　　南	206.13	206.43	208.52	207.72	187.90
西　　藏	230.95	237.57	267.66	325.52	287.09
陕　　西	225.39	207.73	201.45	200.14	194.26
甘　　肃	306.40	208.99	193.06	188.74	200.18
青　　海	464.44	480.59	387.77	414.30	426.63
宁　　夏	265.31	253.33	268.94	234.95	225.97
新　　疆	624.48	618.99	611.78	635.11	606.70

资料来源：历年《中国卫生与计划生育年鉴》。

表 7 文盲率

单位：%

省　份	2012 年	2013 年	2014 年	2015 年	2016 年
北　京	1.46	1.52	1.48	1.72	1.56
天　津	2.24	2.06	2.35	2.09	2.25
河　北	3.77	3.12	3.14	3.86	4.10
山　西	2.33	2.10	2.89	2.98	2.52
内蒙古	4.01	4.27	4.66	5.47	4.66
辽　宁	2.24	1.79	1.78	1.91	1.69
吉　林	1.85	2.28	2.88	2.61	2.47
黑龙江	2.44	2.18	2.73	2.74	3.60
上　海	2.23	3.64	3.15	3.12	3.11
江　苏	4.78	3.78	5.07	5.40	5.81
浙　江	5.12	5.38	5.85	5.87	5.99
安　徽	8.27	7.43	7.23	6.51	6.81
福　建	4.62	5.07	5.54	6.65	6.14
江　西	3.74	2.75	3.38	4.68	4.83
山　东	6.20	5.31	5.54	6.65	6.56
河　南	5.36	4.88	4.54	5.25	5.65
湖　北	5.87	5.30	5.80	5.96	5.64
湖　南	4.04	3.12	3.31	3.37	3.39
广　东	2.79	2.80	3.07	2.90	2.87
广　西	3.75	3.42	3.60	4.66	3.79
海　南	4.44	4.76	4.42	5.31	4.63
重　庆	5.27	4.81	5.12	5.59	4.02
四　川	6.85	6.67	7.18	5.59	8.22
贵　州	11.96	10.44	11.11	13.01	11.86
云　南	8.34	8.45	8.23	9.53	8.83
西　藏	34.80	41.19	39.93	37.33	41.10
陕　西	4.62	4.29	5.69	4.87	5.22
甘　肃	8.69	7.39	8.65	11.31	8.70
青　海	12.25	13.53	13.11	16.63	13.44
宁　夏	7.49	7.87	8.06	9.17	6.81
新　疆	3.42	4.04	3.25	4.46	3.78

资料来源：中国国家统计局网站。

表8　6 岁及 6 岁以上大专及大专以上文化人口比例

单位：%

省　份	2012 年	2013 年	2014 年	2015 年	2016 年
北　京	39.26	43.63	40.24	44.44	47.83
天　津	24.53	24.75	24.41	24.75	27.32
河　北	6.48	8.66	8.97	11.52	11.66
山　西	10.66	11.93	10.92	15.23	15.06
内蒙古	13.21	11.06	11.90	17.55	19.75
辽　宁	19.86	21.33	18.49	18.16	19.32
吉　林	9.71	12.52	12.93	14.30	15.43
黑龙江	11.00	13.31	13.39	14.34	14.51
上　海	24.16	26.03	28.65	30.13	31.76
江　苏	14.59	14.90	15.53	17.84	18.09
浙　江	16.16	18.68	16.28	15.87	16.45
安　徽	11.54	10.32	11.79	13.19	10.52
福　建	8.69	9.86	13.00	14.45	12.89
江　西	9.65	10.77	9.43	12.34	10.45
山　东	10.87	10.96	10.90	14.05	13.70
河　南	7.69	9.35	11.99	10.14	9.25
湖　北	13.31	13.03	12.66	16.46	15.35
湖　南	8.32	9.62	10.40	13.48	13.19
广　东	10.86	9.11	10.41	13.24	15.36
广　西	7.54	8.93	9.32	10.75	9.23
海　南	11.60	9.88	9.20	12.34	11.09
重　庆	11.19	10.45	14.30	14.03	14.06
四　川	11.09	11.82	10.14	12.28	10.05
贵　州	7.81	10.74	12.25	9.93	8.19
云　南	7.80	8.93	7.78	10.83	9.94
西　藏	4.95	2.78	3.09	8.44	6.23
陕　西	11.70	13.13	12.13	19.46	14.02
甘　肃	9.97	10.10	11.53	14.07	12.02
青　海	11.14	14.47	14.41	12.02	11.09
宁　夏	10.65	12.98	12.32	17.52	17.49
新　疆	15.34	14.69	15.13	16.70	15.89

资料来源：中国国家统计局网站。

表 9　人均预期寿命

单位：岁

省　份	2012 年	2013 年	2014 年	2015 年	2016 年
北　京	81.35	81.51	81.81	81.95	82.03
天　津	81.19	81.15	81.08	81.33	81.84
河　北	74.20	74.30	74.34	74.50	74.97
山　西	75.01	75.13	75.38	75.92	76.00
内蒙古	74.68	74.95	75.56	75.80	76.03
辽　宁	77.03	78.60	79.16	78.90	78.86
吉　林	76.22	76.31	76.42	76.49	76.51
黑龙江	76.04	76.59	76.77	76.99	77.06
上　海	82.41	82.47	82.29	82.75	83.13
江　苏	76.63	76.63	76.63	77.51	77.78
浙　江	77.57	77.89	78.09	78.22	78.45
安　徽	75.29	75.45	75.69	76.00	77.30
福　建	76.02	76.35	76.89	77.04	77.22
江　西	75.23	75.67	75.88	76.00	76.35
山　东	76.88	77.06	77.68	78.00	78.50
河　南	74.89	75.03	75.36	75.60	75.89
湖　北	75.12	75.68	76.12	76.35	76.50
湖　南	74.70	75.02	75.65	75.90	76.00
广　东	76.53	76.68	76.89	77.10	77.30
广　西	75.79	76.12	76.68	76.93	76.98
海　南	76.41	76.53	76.89	77.10	77.30
重　庆	77.81	77.61	77.78	77.88	77.92
四　川	75.22	75.65	76.06	76.42	76.90
贵　州	71.69	72.53	72.64	72.99	76.50
云　南	71.03	72.56	73.01	73.60	73.90
西　藏	68.18	68.19	68.19	68.20	68.90
陕　西	74.89	75.12	75.33	76.27	76.35
甘　肃	72.65	72.89	72.99	73.25	73.45
青　海	71.02	71.13	71.25	71.34	71.70
宁　夏	73.46	73.89	74.56	75.00	75.03
新　疆	73.26	74.56	75.42	76.34	76.58

资料来源：根据各地区卫生公报及公开新闻报道整理得到。

表 10　婴儿死亡率

单位：‰

省　份	2012 年	2013 年	2014 年	2015 年	2016 年
北　京	2.87	2.33	2.33	2.42	2.21
天　津	4.92	4.89	4.83	4.76	4.03
河　北	8.89	8.68	7.58	8.10	7.92
山　西	9.02	8.95	8.90	5.90	5.80
内蒙古	6.90	6.70	5.90	5.34	7.50
辽　宁	6.90	6.70	5.60	4.90	4.60
吉　林	5.31	5.03	4.96	4.89	4.77
黑龙江	8.77	7.30	6.70	6.02	5.88
上　海	5.06	5.02	4.83	4.58	3.76
江　苏	3.81	3.79	3.36	3.30	3.20
浙　江	4.30	4.23	4.02	4.00	2.82
安　徽	4.81	4.81	4.80	4.72	4.79
福　建	4.73	4.72	4.69	4.64	4.60
江　西	7.02	6.93	6.90	6.00	7.50
山　东	6.27	5.54	5.30	5.00	4.90
河　南	4.82	4.78	4.56	4.35	3.27
湖　北	8.82	7.97	7.28	6.36	6.10
湖　南	4.70	4.60	4.54	3.92	3.56
广　东	4.56	3.42	3.35	3.28	3.18
广　西	4.78	4.69	4.62	4.58	4.34
海　南	11.00	10.01	9.38	6.03	6.01
重　庆	5.56	6.54	5.56	5.34	4.36
四　川	10.19	9.07	7.99	7.80	6.00
贵　州	11.40	9.20	7.90	8.70	8.20
云　南	8.89	8.47	7.57	8.10	7.90
西　藏	22.00	20.00	18.00	16.00	15.00
陕　西	7.82	7.73	7.68	7.60	7.50
甘　肃	9.65	9.02	8.89	8.28	5.28
青　海	36.00	35.00	34.62	11.50	10.50
宁　夏	10.20	8.06	7.89	7.46	7.02
新　疆	23.89	22.00	21.65	22.00	20.56

资料来源：根据各地区卫生公报及公开新闻报道整理得到。

2. 健康生活各指标原始数据

表1　人口自然增长率

单位：‰

省　份	2012 年	2013 年	2014 年	2015 年	2016 年
北　京	4.74	4.41	4.83	3.01	4.12
天　津	2.63	2.28	2.14	0.23	1.83
河　北	6.47	6.17	6.95	5.56	6.06
山　西	4.87	5.24	4.99	4.42	4.77
内蒙古	3.65	3.36	3.56	2.40	3.34
辽　宁	-0.39	-0.03	0.26	-0.42	-0.18
吉　林	0.36	0.32	0.40	0.34	-0.05
黑龙江	1.27	0.78	0.91	-0.60	-0.49
上　海	4.20	2.94	3.14	2.45	4.00
江　苏	2.45	2.43	2.43	2.02	2.73
浙　江	4.60	4.56	5.00	5.02	5.70
安　徽	6.86	6.82	6.97	6.98	7.06
福　建	7.01	6.19	7.50	7.80	8.30
江　西	7.32	6.91	6.98	6.96	7.29
山　东	4.95	5.01	7.39	5.88	10.84
河　南	5.16	5.51	5.78	5.65	6.15
湖　北	4.88	4.93	4.90	4.91	5.07
湖　南	6.57	6.54	6.63	6.72	6.56
广　东	6.95	6.02	6.10	6.80	7.44
广　西	7.89	7.93	7.86	7.90	7.87
海　南	8.85	8.69	8.61	8.57	8.57
重　庆	4.00	3.60	3.62	3.86	4.53
四　川	2.97	3.00	3.20	3.36	3.49
贵　州	6.31	5.90	5.80	5.80	6.50
云　南	6.22	6.17	6.20	6.40	6.61
西　藏	10.27	10.38	10.55	10.65	10.68
陕　西	3.88	3.86	3.87	3.82	4.41
甘　肃	6.06	6.08	6.10	6.21	6.00
青　海	8.24	8.03	8.49	8.55	8.52
宁　夏	8.93	8.62	8.57	8.04	8.97
新　疆	10.84	10.92	11.47	11.08	11.08

资料来源：历年《中国卫生与计划生育年鉴》。

表 2　农村自来水普及率

单位：%

省　份	2012 年	2013 年	2014 年	2015 年	2016 年
北　京	99.6	99.6	99.6	99.6	99.6
天　津	97.8	98.9	99.0	99.0	99.0
河　北	85.8	87.3	88.6	88.6	88.6
山　西	79.7	79.9	85.9	85.9	85.9
内蒙古	65.3	61.2	66.0	66.0	66.0
辽　宁	73.3	74.1	74.5	74.5	74.5
吉　林	81.8	85.4	88.0	88.0	88.0
黑龙江	67.6	68.8	70.0	70.0	70.0
上　海	100.0	100.0	100.0	100.0	100.0
江　苏	98.7	98.5	99.1	99.1	99.1
浙　江	93.9	95.7	97.0	97.0	97.0
安　徽	54.6	58.6	64.3	64.3	64.3
福　建	89.6	91.9	93.0	93.0	93.0
江　西	66.5	68.8	70.6	70.6	70.6
山　东	92.2	93.6	94.5	94.5	94.5
河　南	62.2	61.7	69.0	69.0	69.0
湖　北	73.3	75.3	76.0	76.0	76.0
湖　南	69.3	70.2	75.5	75.5	75.5
广　东	86.7	88.4	89.4	89.4	89.4
广　西	61.0	68.3	74.9	74.9	74.9
海　南	79.1	81.5	84.2	84.2	84.2
重　庆	90.5	91.0	91.1	91.1	91.1
四　川	59.3	63.0	65.6	65.6	65.6
贵　州	65.7	73.3	73.2	73.2	73.2
云　南	67.9	70.0	70.3	70.3	70.3
西　藏	—	—	—	—	—
陕　西	54.4	40.2	40.2	40.2	40.2
甘　肃	63.2	66.2	70.2	70.2	70.2
青　海	79.9	78.7	80.9	80.9	80.9
宁　夏	79.8	84.3	86.7	86.7	86.7
新　疆	92.8	91.9	96.6	96.6	96.6

注：2015 年、2016 年无公开数据，故用 2014 年数据代替。

资料来源：历年《中国统计年鉴》。

表 3　性别比

省　份	2012 年	2013 年	2014 年	2015 年	2016 年
北　京	105.18	107.62	102.24	109.45	105.85
天　津	98.61	98.87	100.34	120.43	114.39
河　北	104.60	105.50	104.91	102.15	104.61
山　西	104.46	105.52	103.30	107.49	106.04
内蒙古	104.44	107.91	103.90	104.32	102.05
辽　宁	100.53	101.97	102.74	100.45	101.86
吉　林	103.47	106.23	103.65	102.02	103.41
黑龙江	103.66	102.94	100.16	101.59	102.11
上　海	108.78	106.24	106.70	108.37	105.87
江　苏	98.90	99.94	101.66	103.01	101.44
浙　江	104.58	107.54	109.98	107.37	108.56
安　徽	108.78	104.11	98.60	104.90	105.52
福　建	101.89	107.89	108.56	105.71	103.80
江　西	107.64	108.52	109.27	106.12	108.45
山　东	103.87	103.65	102.65	104.45	104.14
河　南	102.26	101.09	102.33	103.99	103.89
湖　北	103.83	103.33	103.90	104.12	105.49
湖　南	106.57	105.70	105.29	102.98	104.51
广　东	111.94	110.84	118.62	113.51	113.02
广　西	107.72	109.44	108.36	105.57	108.43
海　南	113.60	111.71	115.37	110.47	111.46
重　庆	101.37	103.96	105.88	100.60	103.37
四　川	109.96	104.02	98.23	100.89	99.73
贵　州	105.66	107.05	104.68	107.12	106.65
云　南	105.88	107.56	105.40	104.98	102.16
西　藏	98.72	103.23	101.07	102.33	102.18
陕　西	107.08	105.02	107.05	102.59	101.93
甘　肃	106.01	105.64	107.60	106.18	102.85
青　海	106.35	103.85	101.09	109.29	105.80
宁　夏	104.52	104.32	105.80	106.16	106.70
新　疆	103.97	105.25	104.50	104.12	104.48

资料来源：中国国家统计局网站。

表4　农村卫生厕所普及率

单位：%

省　份	2012 年	2013 年	2014 年	2015 年	2016 年
北　京	97.0	97.0	98.2	98.4	99.8
天　津	93.3	93.4	93.6	93.6	94.4
河　北	55.8	56.7	60.9	68.8	73.4
山　西	52.2	53.2	53.6	56.0	58.8
内蒙古	46.0	50.0	53.1	62.6	71.4
辽　宁	64.2	66.9	68.4	72.8	76.9
吉　林	75.5	76.1	76.6	76.5	80.6
黑龙江	70.7	72.7	74.4	75.9	80.4
上　海	98.0	98.8	96.5	98.6	99.1
江　苏	90.9	93.1	96.1	96.9	97.4
浙　江	91.5	93.2	94.8	96.5	98.3
安　徽	59.2	62.6	65.2	67.1	68.9
福　建	88.5	90.7	91.8	94.0	93.9
江　西	84.4	86.9	89.0	89.4	89.1
山　东	88.3	90.1	91.6	92.2	92.1
河　南	72.9	74.4	75.3	75.6	79.6
湖　北	76.7	82.4	82.5	83.0	83.0
湖　南	64.8	65.7	68.5	74.4	79.5
广　东	88.6	90.0	91.1	92.3	93.7
广　西	72.8	78.4	83.3	85.7	85.6
海　南	70.0	78.8	79.3	82.4	79.8
重　庆	60.8	63.0	64.5	66.2	67.9
四　川	67.4	71.0	74.3	77.7	80.9
贵　州	43.9	47.7	48.9	54.8	58.0
云　南	58.7	60.8	62.8	64.6	64.8
西　藏	—	—	—	—	—
陕　西	51.5	50.8	50.8	55.4	57.6
甘　肃	66.5	66.9	68.9	71.8	75.8
青　海	62.6	64.9	65.2	66.6	69.2
宁　夏	59.2	61.7	63.2	70.3	68.5
新　疆	64.3	70.1	73.6	76.5	64.6

资料来源：历年《中国卫生与计划生育年鉴》。

3. 健康服务各指标原始数据

表 1   每千人口医疗卫生机构床位数

单位：张

省　份	2012 年	2013 年	2014 年	2015 年	2016 年
北　京	4. 84	4. 92	5. 10	5. 14	5. 39
天　津	3. 79	3. 92	4. 01	4. 12	4. 22
河　北	3. 90	4. 14	4. 37	4. 61	4. 83
山　西	4. 58	4. 75	4. 86	5. 00	5. 15
内蒙古	4. 45	4. 81	5. 15	5. 33	5. 53
辽　宁	5. 26	5. 51	5. 82	6. 09	6. 50
吉　林	4. 65	4. 84	5. 12	5. 25	5. 53
黑龙江	4. 65	4. 93	5. 25	5. 58	5. 79
上　海	4. 61	4. 73	4. 84	5. 08	5. 34
江　苏	4. 21	4. 64	4. 93	5. 19	5. 54
浙　江	3. 89	4. 19	4. 46	4. 92	5. 19
安　徽	3. 71	3. 91	4. 14	4. 35	4. 55
福　建	3. 72	4. 14	4. 33	4. 51	4. 51
江　西	3. 63	3. 85	4. 11	4. 33	4. 55
山　东	4. 89	5. 03	5. 11	5. 27	5. 44
河　南	4. 19	4. 57	4. 87	5. 16	5. 47
湖　北	4. 38	4. 97	5. 46	5. 86	6. 13
湖　南	4. 32	4. 69	5. 28	5. 85	6. 24
广　东	3. 35	3. 56	3. 78	4. 02	4. 23
广　西	3. 60	3. 97	4. 24	4. 47	4. 64
海　南	3. 42	3. 59	3. 82	4. 25	4. 40
重　庆	4. 44	4. 96	5. 37	5. 85	6. 26
四　川	4. 83	5. 26	5. 65	5. 96	6. 28
贵　州	4. 00	4. 76	5. 19	5. 56	5. 92
云　南	4. 18	4. 48	4. 77	5. 01	5. 32
西　藏	2. 73	3. 53	3. 74	4. 32	4. 37
陕　西	4. 51	4. 92	5. 28	5. 59	5. 91
甘　肃	4. 36	4. 50	4. 72	4. 91	5. 15
青　海	4. 54	5. 10	5. 66	5. 87	5. 15
宁　夏	4. 30	4. 76	4. 91	5. 06	5. 38
新　疆	5. 89	6. 06	6. 22	6. 37	6. 54

资料来源：历年《中国卫生与计划生育年鉴》。

表 2　每千人口卫生技术人员数

单位：人

省　份	2012 年	2013 年	2014 年	2015 年	2016 年
北　京	9.48	9.63	9.91	10.40	10.80
天　津	5.46	5.51	5.60	5.86	6.10
河　北	4.35	4.54	4.76	5.02	5.30
山　西	5.53	5.60	5.74	5.84	6.10
内蒙古	5.62	5.93	6.17	6.46	6.80
辽　宁	5.62	5.80	5.84	6.03	6.30
吉　林	5.24	5.30	5.50	5.78	6.10
黑龙江	5.25	5.41	5.54	5.65	5.80
上　海	6.21	6.51	6.76	7.04	7.40
江　苏	5.00	5.40	5.76	6.11	6.50
浙　江	6.02	6.41	6.82	7.32	7.70
安　徽	3.94	4.20	4.41	4.57	4.70
福　建	4.70	5.23	5.43	5.55	5.70
江　西	3.99	4.20	4.43	4.62	4.80
山　东	5.47	6.13	6.17	6.28	6.50
河　南	4.56	4.98	5.24	5.48	5.70
湖　北	5.00	5.33	5.77	6.29	6.50
湖　南	4.47	4.83	5.07	5.47	5.80
广　东	4.89	5.20	5.44	5.70	6.00
广　西	4.72	5.10	5.44	5.73	6.00
海　南	5.08	5.37	5.60	6.00	6.30
重　庆	4.47	4.78	5.16	5.53	5.90
四　川	4.82	5.27	5.55	5.76	6.00
贵　州	3.73	4.45	4.85	5.31	5.80
云　南	3.58	4.12	4.43	4.81	5.20
西　藏	3.02	3.72	4.06	4.41	4.50
陕　西	5.76	6.35	6.69	7.00	7.60
甘　肃	4.33	4.57	4.88	4.98	5.20
青　海	5.11	5.61	5.81	6.02	6.20
宁　夏	5.30	5.70	6.01	6.21	6.60
新　疆	6.12	6.44	6.68	6.86	7.10

资料来源：历年《中国卫生与计划生育年鉴》。

表 3　每 100 万人三甲医院数

单位：家

省　份	2012 年	2013 年	2014 年	2015 年	2016 年
北　京	1.79	2.08	2.09	2.44	2.49
天　津	1.56	1.56	1.91	2.00	1.98
河　北	0.51	0.52	0.51	0.53	0.59
山　西	0.91	1.02	1.01	1.06	1.11
内蒙古	0.64	0.76	0.68	0.76	0.91
辽　宁	1.14	1.32	1.41	1.39	1.46
吉　林	0.91	0.98	0.98	1.02	1.06
黑龙江	1.59	1.54	1.62	1.65	1.71
上　海	1.22	1.49	1.44	1.33	1.32
江　苏	0.64	0.73	0.77	0.74	0.86
浙　江	0.95	1.11	1.13	1.26	1.25
安　徽	0.50	0.53	0.67	0.67	0.66
福　建	0.72	0.72	0.89	0.91	0.88
江　西	0.93	0.95	0.97	0.99	0.96
山　东	0.47	0.53	0.62	0.73	0.83
河　南	0.49	0.49	0.49	0.52	0.54
湖　北	0.85	0.95	1.10	1.25	1.22
湖　南	0.47	0.52	0.62	0.62	0.63
广　东	0.74	0.78	0.85	0.92	0.98
广　西	0.88	0.89	0.90	0.88	0.89
海　南	1.01	1.12	1.11	0.99	1.09
重　庆	0.51	0.61	0.64	0.83	0.89
四　川	0.66	0.68	0.76	0.77	0.81
贵　州	0.69	0.77	0.80	0.76	0.82
云　南	0.19	0.34	0.38	0.63	0.71
西　藏	0.65	0.64	0.63	0.62	0.60
陕　西	0.83	0.85	0.85	0.87	0.89
甘　肃	0.70	0.62	0.66	0.65	0.65
青　海	1.57	1.73	1.72	1.70	1.69
宁　夏	0.46	0.46	0.45	0.60	0.89
新　疆	0.58	0.66	0.70	0.97	1.29

资料来源：历年《中国卫生与计划生育年鉴》。

表4 每千农业人口乡镇卫生院人员数

单位：人

省　份	2012 年	2013 年	2014 年	2015 年	2016 年
北　京	—	—	—	—	—
天　津	1.36	1.31	1.38	2.70	2.63
河　北	1.10	1.09	1.09	0.92	0.93
山　西	1.07	1.05	1.01	0.94	0.98
内蒙古	1.39	1.38	1.40	1.17	1.21
辽　宁	1.22	1.22	1.20	1.07	1.08
吉　林	1.73	1.73	1.73	1.33	1.34
黑龙江	1.19	1.20	1.21	1.01	1.03
上　海	—	—	—	—	—
江　苏	2.09	2.19	2.36	1.48	1.57
浙　江	1.36	1.40	1.45	1.55	1.68
安　徽	0.91	0.91	0.91	0.99	1.02
福　建	1.29	1.37	1.37	1.29	1.37
江　西	1.26	1.26	1.23	1.13	1.14
山　东	2.15	2.29	2.13	1.64	1.61
河　南	1.19	1.18	1.18	1.13	1.12
湖　北	1.74	1.77	1.87	1.79	1.85
湖　南	1.38	1.39	1.40	1.40	1.42
广　东	1.90	1.93	1.95	1.64	1.77
广　西	1.34	1.44	1.65	1.69	1.74
海　南	1.69	1.75	1.79	1.57	1.63
重　庆	1.55	1.55	1.57	1.82	1.79
四　川	1.42	1.47	1.51	1.52	1.60
贵　州	0.76	0.83	0.91	1.02	1.07
云　南	0.77	0.90	0.98	0.88	0.97
西　藏	1.01	1.17	1.36	1.45	1.51
陕　西	1.52	1.56	1.58	1.48	1.62
甘　肃	1.39	1.42	1.43	1.45	1.45
青　海	1.38	1.51	1.56	1.01	0.98
宁　夏	1.07	1.09	1.08	1.23	1.36
新　疆	1.63	1.65	1.67	1.18	1.20

资料来源：历年《中国卫生与计划生育年鉴》。

表5 每千农业人口乡镇卫生院床位数

单位：张

省　份	2012 年	2013 年	2014 年	2015 年	2016 年
北　京	—				
天　津	74.27	74.27	75.59	111.85	269.17
河　北	77.73	78.00	78.83	74.54	76.38
山　西	78.28	78.55	78.55	76.92	77.73
内蒙古	78.00	78.83	81.06	75.59	76.38
辽　宁	82.21	83.95	84.54	80.22	81.63
吉　林	80.22	79.38	79.66	71.72	71.97
黑龙江	73.76	74.80	76.12	71.47	72.22
上　海	—	—	—	—	
江　苏	86.64	92.92	96.56	75.85	78.00
浙　江	60.00	60.21	60.42	60.63	62.14
安　徽	70.48	70.97	71.47	73.50	73.50
福　建	76.92	78.55	78.55	76.92	75.59
江　西	77.46	78.55	78.83	76.38	77.46
山　东	100.00	99.65	97.24	85.13	84.24
河　南	74.54	75.32	75.59	74.27	74.80
湖　北	83.07	87.55	91.30	90.04	92.59
湖　南	83.95	83.37	86.33	88.78	90.04
广　东	78.55	79.66	80.22	74.80	75.32
广　西	76.38	79.94	84.84	85.73	86.64
海　南	71.97	71.22	71.72	68.53	68.05
重　庆	92.27	97.24	100.35	111.85	113.03
四　川	92.59	94.89	96.56	96.56	100.35
贵　州	70.97	73.24	74.27	72.73	73.24
云　南	74.02	79.38	81.35	75.32	76.38
西　藏	73.50	78.28	79.10	79.38	79.38
陕　西	76.92	78.28	79.94	78.28	80.22
甘　肃	76.12	77.46	78.28	79.38	79.66
青　海	75.32	80.78	83.66	69.74	68.77
宁　夏	64.35	65.48	65.48	67.11	67.34
新　疆	94.56	95.22	96.56	80.22	83.07

资料来源：历年《中国卫生与计划生育年鉴》。

表6　每万人口执业（助理）医师数

单位：人

省　份	2012 年	2013 年	2014 年	2015 年	2016 年
北　京	36	59	37	39	41
天　津	22	32	22	23	24
河　北	20	20	21	21	24
山　西	24	25	25	25	25
内蒙古	24	25	25	26	26
辽　宁	23	24	23	24	25
吉　林	22	23	23	24	25
黑龙江	21	21	21	22	22
上　海	23	40	25	25	27
江　苏	20	22	22	24	26
浙　江	24	29	26	26	30
安　徽	14	14	17	18	18
福　建	18	20	20	20	21
江　西	15	15	15	17	17
山　东	19	24	20	21	22
河　南	18	16	20	21	22
湖　北	19	19	22	23	24
湖　南	18	18	20	22	24
广　东	19	24	20	21	22
广　西	19	24	24	21	22
海　南	18	18	20	21	22
重　庆	18	16	19	20	21
四　川	20	19	22	22	22
贵　州	14	13	16	18	19
云　南	15	16	16	17	18
西　藏	13	16	18	19	20
陕　西	19	19	20	21	22
甘　肃	17	16	18	19	20
青　海	21	23	22	23	23
宁　夏	20	21	23	24	25
新　疆	20	21	23	24	25

资料来源：历年《中国卫生与计划生育年鉴》。

表7　每千人口养老床位数

单位：张

省　份	2012 年	2013 年	2014 年	2015 年	2016 年
北　京	39.90	39.25	45.69	28.95	38.22
天　津	19.51	24.55	20.88	23.73	23.06
河　北	18.82	36.77	38.87	40.94	34.98
山　西	12.22	13.02	16.48	16.31	22.21
内蒙古	19.89	22.47	49.00	56.66	58.32
辽　宁	27.33	28.41	24.31	21.14	22.90
吉　林	20.23	19.16	17.82	14.35	25.60
黑龙江	18.67	18.66	21.80	27.04	27.33
上　海	32.72	32.08	33.49	27.20	28.89
江　苏	36.73	41.39	38.61	41.02	40.33
浙　江	33.14	36.54	52.90	51.74	56.29
安　徽	30.74	31.70	34.95	36.06	35.17
福　建	11.28	16.64	25.66	24.88	23.24
江　西	24.31	24.83	28.43	30.94	30.15
山　东	28.43	32.59	31.03	37.14	38.50
河　南	20.61	21.51	25.18	24.19	23.48
湖　北	28.64	27.16	27.25	30.12	33.02
湖　南	17.27	17.42	16.76	19.21	21.75
广　东	9.73	11.16	15.34	19.87	28.22
广　西	7.88	17.64	21.92	25.78	25.59
海　南	11.17	11.08	16.60	17.65	18.02
重　庆	28.35	31.96	25.01	33.18	29.34
四　川	29.48	30.09	24.51	30.65	31.43
贵　州	9.96	14.20	22.42	35.30	36.80
云　南	9.35	9.22	11.18	19.90	21.62
西　藏	16.32	17.25	27.66	61.95	14.24
陕　西	14.96	17.34	17.79	23.60	25.47
甘　肃	12.94	19.03	24.75	33.75	34.40
青　海	10.17	16.18	26.64	31.64	38.37
宁　夏	8.73	10.22	15.10	30.41	40.72
新　疆	13.24	13.56	21.01	24.78	26.62

资料来源：历年《中国卫生与计划生育年鉴》。

表8　个人卫生支出占卫生总费用的比重

单位：%

省　份	2012 年	2013 年	2014 年	2015 年	2016 年
北　京	20.41	20.41	20.41	20.41	20.41
天　津	32.73	32.73	32.73	32.73	32.73
河　北	38.21	38.21	38.21	38.21	38.21
山　西	35.25	35.25	35.25	35.25	35.25
内蒙古	39.37	39.37	39.37	39.37	39.37
辽　宁	36.04	36.04	36.04	36.04	36.04
吉　林	40.90	40.90	40.90	40.90	40.90
黑龙江	39.89	39.89	39.89	39.89	39.89
上　海	20.80	20.80	20.80	20.80	20.80
江　苏	29.24	29.24	29.24	29.24	29.24
浙　江	31.49	31.49	31.49	31.49	31.49
安　徽	33.77	33.77	33.77	33.77	33.77
福　建	27.57	27.57	27.57	27.57	27.57
江　西	29.49	29.49	29.49	29.49	29.49
山　东	33.21	33.21	33.21	33.21	33.21
河　南	38.98	38.98	38.98	38.98	38.98
湖　北	36.74	36.74	36.74	36.74	36.74
湖　南	38.03	38.03	38.03	38.03	38.03
广　东	27.95	27.95	27.95	27.95	27.95
广　西	27.97	27.97	27.97	27.97	27.97
海　南	25.62	25.62	25.62	25.62	25.62
重　庆	29.97	29.97	29.97	29.97	29.97
四　川	31.74	31.74	31.74	31.74	31.74
贵　州	27.19	27.19	27.19	27.19	27.19
云　南	31.91	31.91	31.91	31.91	31.91
西　藏	6.47	6.47	6.47	6.47	6.47
陕　西	34.04	34.04	34.04	34.04	34.04
甘　肃	33.92	33.92	33.92	33.92	33.92
青　海	23.61	23.61	23.61	23.61	23.61
宁　夏	32.88	32.88	32.88	32.88	32.88
新　疆	25.69	25.69	25.69	25.69	25.69

注：2012 年、2013 年、2015 年、2016 年数据不全，均用 2014 年数据代替。
资料来源：历年《中国卫生与计划生育年鉴》。

4. 健康保障各指标原始数据

表1　城镇基本医疗保险覆盖率

单位：%

省　份	2012 年	2013 年	2014 年	2015 年	2016 年
北　京	69.19	71.63	74.55	76.31	78.64
天　津	69.45	68.04	67.48	68.14	68.30
河　北	22.56	22.84	22.99	22.41	89.32
山　西	29.24	29.93	30.19	30.40	30.45
内蒙古	38.86	39.48	39.84	40.15	40.47
辽　宁	51.31	53.15	54.37	54.68	54.27
吉　林	49.82	50.11	50.15	50.15	50.53
黑龙江	41.22	41.21	41.39	41.84	42.11
上　海	68.85	68.34	69.19	71.19	74.66
江　苏	45.57	43.17	47.71	50.33	49.81
浙　江	51.25	74.96	88.01	89.62	89.33
安　徽	27.72	27.54	28.87	28.28	26.17
福　建	32.82	34.02	33.97	33.89	33.50
江　西	31.94	32.65	32.90	33.52	39.35
山　东	32.02	37.48	40.74	93.79	92.38
河　南	23.63	24.40	24.80	24.74	24.77
湖　北	33.92	33.81	33.84	33.70	33.68
湖　南	35.27	34.62	34.15	39.25	38.79
广　东	79.50	86.24	91.42	93.43	92.28
广　西	21.60	21.85	22.45	22.47	22.66
海　南	42.67	45.42	42.83	42.79	42.22
重　庆	109.31	108.92	108.89	108.26	106.93
四　川	29.52	30.66	31.65	32.31	61.21
贵　州	18.61	19.19	19.59	27.07	27.39
云　南	18.94	23.87	24.10	24.06	24.39
西　藏	16.27	17.56	18.52	19.07	19.76
陕　西	29.81	33.06	33.01	32.88	32.73
甘　肃	23.91	24.12	24.34	24.42	24.65
青　海	30.07	31.37	32.66	33.20	33.17
宁　夏	86.83	86.47	87.40	87.54	88.00
新　疆	38.15	38.74	38.52	37.75	38.50

资料来源：根据各地卫生公报及公开新闻报道整理得到。

5. 健康环境各指标原始数据

表1 人均分摊化学需氧量

单位：千克

省　份	2012 年	2013 年	2014 年	2015 年	2016 年
北　京	9.01	8.44	7.84	7.44	4.01
天　津	16.23	15.05	14.13	13.52	6.61
河　北	18.51	17.86	17.18	16.27	5.50
山　西	13.20	12.71	12.10	11.06	6.17
内蒙古	35.50	34.56	33.84	33.28	6.73
辽　宁	29.75	28.53	27.72	26.64	5.90
吉　林	28.64	27.67	27.00	26.31	6.49
黑龙江	39.09	37.74	37.15	36.53	7.80
上　海	10.19	9.76	9.25	8.23	6.10
江　苏	15.11	14.47	13.82	13.22	9.33
浙　江	14.35	13.73	13.17	12.33	8.26
安　徽	15.44	14.97	14.56	14.18	8.01
福　建	17.15	16.93	16.55	15.87	10.11
江　西	16.61	16.24	15.85	15.67	12.08
山　东	19.84	18.96	18.19	17.85	5.33
河　南	14.82	14.39	13.98	13.58	4.87
湖　北	18.80	18.25	17.76	16.85	8.83
湖　南	19.03	18.67	18.24	17.80	8.83
广　东	17.02	16.29	15.58	14.81	8.77
广　西	16.67	16.09	15.65	14.83	8.60
海　南	22.25	21.72	21.71	20.63	8.28
重　庆	13.68	13.19	12.92	12.59	8.39
四　川	15.71	15.20	14.94	14.46	8.19
贵　州	9.56	9.37	9.31	9.02	7.20
云　南	11.78	11.67	11.32	10.76	7.83
西　藏	8.38	8.27	8.77	8.89	8.28
陕　西	14.29	13.80	13.37	12.89	4.91
甘　肃	15.10	14.68	14.40	14.07	6.19
青　海	18.12	17.89	18.01	17.74	11.85
宁　夏	35.24	33.93	33.20	31.59	17.73
新　疆	30.42	29.70	29.16	27.98	9.82

资料来源：由国家统计局公布的各地区化学需要量与各地区常住人口数计算得出。

表2 人均分摊二氧化硫排放量

单位：吨/万人

省　份	2012 年	2013 年	2014 年	2015 年	2016 年
北　京	45.36	41.15	36.67	32.78	15.28
天　津	158.90	147.30	137.90	120.17	45.21
河　北	184.03	175.19	161.15	149.28	105.68
山　西	360.50	345.85	331.20	305.85	186.43
内蒙古	556.20	543.91	491.40	490.22	248.31
辽　宁	241.22	233.95	226.51	221.08	115.97
吉　林	146.72	138.66	135.27	131.83	68.81
黑龙江	134.14	127.53	123.21	119.71	89.03
上　海	95.89	89.38	77.56	70.74	30.68
江　苏	125.25	118.61	113.66	104.70	71.27
浙　江	114.25	107.92	104.21	97.10	48.01
安　徽	86.77	83.14	81.04	78.14	45.44
福　建	96.48	95.66	93.53	88.01	48.85
江　西	123.82	123.33	117.66	115.65	60.30
山　东	180.57	169.01	162.45	154.94	114.06
河　南	135.65	133.22	126.98	120.70	43.39
湖　北	107.69	103.35	100.37	94.22	48.53
湖　南	97.15	95.85	92.58	87.79	50.83
广　东	75.44	71.58	68.09	62.53	32.16
广　西	107.67	100.02	98.15	87.82	41.56
海　南	38.49	36.22	36.06	35.46	18.49
重　庆	191.77	184.41	176.18	164.34	94.60
四　川	107.04	100.74	97.84	87.47	59.10
贵　州	298.82	281.67	263.91	241.63	182.02
云　南	144.28	141.47	135.06	123.10	110.29
西　藏	13.59	13.43	13.36	16.58	16.35
陕　西	224.82	214.17	206.88	193.78	83.40
甘　肃	222.07	217.65	222.17	219.47	104.21
青　海	268.50	271.10	264.62	256.40	191.72
宁　夏	628.49	595.89	569.57	535.32	350.90
新　疆	356.53	366.36	371.18	329.80	200.45

资料来源：由国家统计局公布的各地区二氧化硫排放总量与各地区常住人口数计算得出。

表3　人均分摊废水排放量

单位：吨

省　份	2012 年	2013 年	2014 年	2015 年	2016 年
北　京	67.80	68.36	70.03	69.89	76.59
天　津	58.61	57.21	58.91	60.12	58.60
河　北	41.96	42.40	41.96	41.83	38.66
山　西	37.19	38.02	39.76	39.64	37.83
内蒙古	41.13	42.80	44.68	44.15	41.55
辽　宁	54.40	53.42	59.87	59.34	52.12
吉　林	43.46	42.79	44.39	46.10	35.52
黑龙江	42.41	39.92	39.04	38.98	36.41
上　海	92.12	92.32	91.16	92.81	91.22
江　苏	75.53	74.87	75.52	77.90	77.09
浙　江	76.86	76.23	75.94	78.32	77.08
安　徽	42.47	44.15	44.77	45.67	38.84
福　建	66.60	68.65	68.47	66.91	61.18
江　西	44.67	45.81	45.86	48.89	48.15
山　东	49.47	50.81	52.55	56.86	51.03
河　南	42.92	43.83	44.81	45.73	42.18
湖　北	50.22	50.71	51.87	53.62	46.69
湖　南	45.82	45.92	46.01	46.31	43.79
广　东	79.15	81.03	84.40	84.02	85.30
广　西	52.45	47.74	46.13	45.89	39.93
海　南	41.83	40.40	43.58	42.95	48.09
重　庆	44.97	47.99	48.75	49.65	66.29
四　川	35.12	37.95	40.70	41.64	42.70
贵　州	26.25	26.58	31.62	31.96	28.33
云　南	33.06	33.41	33.42	36.55	37.96
西　藏	15.21	16.04	17.14	18.16	18.56
陕　西	34.31	35.11	38.62	44.32	43.68
甘　肃	24.37	25.16	25.46	25.80	25.41
青　海	38.38	37.98	39.45	40.24	46.00
宁　夏	60.20	58.91	56.31	47.94	50.29
新　疆	42.01	44.49	44.71	42.35	39.16

资料来源：由国家统计局公布的各地区废水排放总量与各地区常住人口数计算得出。

表4　森林覆盖率

单位：%

省　份	2012 年	2013 年	2014 年	2015 年	2016 年
北　京	35.84	35.84	35.84	35.84	35.80
天　津	9.90	9.90	9.90	9.87	9.90
河　北	23.40	23.40	23.40	23.41	23.40
山　西	18.00	18.00	18.00	18.03	18.00
内　蒙古	21.00	21.00	21.00	21.03	21.00
辽　宁	38.24	38.24	38.24	38.24	38.20
吉　林	40.40	40.40	40.40	40.38	40.40
黑龙江	43.20	43.20	43.20	43.16	43.20
上　海	10.70	10.70	10.70	10.74	10.70
江　苏	15.80	15.80	15.80	15.80	15.80
浙　江	59.10	59.10	59.10	59.07	59.10
安　徽	27.50	27.50	27.50	27.53	27.50
福　建	66.00	66.00	66.00	65.95	66.00
江　西	60.00	60.00	60.00	60.01	60.00
山　东	16.70	16.70	16.70	16.73	16.70
河　南	21.50	21.50	21.50	21.50	21.50
湖　北	38.40	38.40	38.40	38.40	38.40
湖　南	47.80	47.80	47.80	47.77	47.80
广　东	51.30	51.30	51.30	51.26	51.30
广　西	56.50	56.50	56.50	56.51	56.50
海　南	55.40	55.40	55.40	55.38	55.40
重　庆	38.40	38.40	38.40	38.43	38.40
四　川	35.20	35.20	35.20	35.22	35.20
贵　州	37.10	37.10	37.10	37.09	37.10
云　南	50.00	50.00	50.00	50.03	50.00
西　藏	12.00	12.00	12.00	11.98	12.00
陕　西	41.40	41.40	41.40	41.42	41.40
甘　肃	11.30	11.30	11.30	11.28	11.30
青　海	5.60	5.60	5.60	5.63	5.60
宁　夏	11.90	11.90	11.90	11.89	11.90
新　疆	4.20	4.20	4.20	4.24	4.20

资料来源：中国国家统计局网站。

表5　地级及以上城市空气质量优良天数比率

单位：%

省　份	2012 年	2013 年	2014 年	2015 年	2016 年
北　京	76. 78	45. 75	46. 03	50. 96	54. 10
天　津	83. 33	39. 73	47. 95	59. 18	61. 75
河　北	87. 98	13. 42	26. 58	49. 32	46. 99
山　西	88. 52	44. 38	53. 97	63. 01	63. 39
内蒙古	95. 08	58. 36	65. 75	75. 62	77. 32
辽　宁	89. 89	58. 90	52. 05	56. 71	68. 03
吉　林	92. 62	63. 01	65. 48	64. 93	79. 51
黑龙江	87. 16	65. 48	66. 03	62. 19	77. 05
上　海	93. 72	67. 40	76. 16	69. 04	75. 41
江　苏	86. 61	54. 25	51. 51	63. 29	66. 12
浙　江	91. 80	58. 08	59. 18	66. 30	71. 04
安　徽	90. 44	49. 32	41. 37	65. 21	69. 13
福　建	99. 45	93. 97	84. 93	94. 25	98. 63
江　西	90. 16	63. 01	80. 55	85. 21	86. 89
山　东	88. 52	21. 64	29. 32	33. 97	45. 90
河　南	87. 16	36. 71	36. 99	37. 26	43. 44
湖　北	87. 70	44. 11	48. 49	51. 78	64. 75
湖　南	90. 71	53. 70	61. 37	70. 41	72. 68
广　东	98. 36	70. 96	77. 26	85. 48	84. 70
广　西	96. 17	75. 34	80. 00	88. 77	95. 08
海　南	100. 00	93. 70	94. 79	95. 62	98. 63
重　庆	92. 90	56. 71	67. 40	80. 00	78. 96
四　川	80. 05	38. 08	59. 18	57. 81	58. 47
贵　州	95. 90	76. 16	82. 47	93. 15	95. 63
云　南	99. 73	90. 14	95. 89	95. 89	98. 91
西　藏	99. 45	93. 42	87. 95	85. 75	85. 52
陕　西	83. 61	43. 01	47. 12	68. 49	52. 46
甘　肃	73. 77	52. 88	67. 67	69. 04	66. 39
青　海	86. 07	59. 18	71. 51	80. 82	74. 04
宁　夏	89. 89	68. 22	69. 86	70. 96	68. 85
新　疆	79. 78	50. 41	55. 34	59. 73	67. 21

资料来源：中国国家统计局网站。

附录 II
各指标无量纲数据

1. 健康水平各指标无量纲数据

表1　孕产妇死亡率

省　份	2012 年	2013 年	2014 年	2015 年	2016 年
北　京	99.23	98.18	98.91	98.68	98.09
天　津	98.47	98.60	98.45	98.79	98.41
河　北	94.94	98.03	98.59	98.59	97.92
山　西	97.74	96.62	96.96	97.34	97.63
内蒙古	95.34	96.65	95.48	95.85	96.62
辽　宁	98.85	98.73	98.03	98.68	98.47
吉　林	96.39	96.19	93.74	96.68	96.91
黑龙江	96.10	96.85	96.85	96.27	96.85
上　海	99.09	98.44	99.71	99.50	100.18
江　苏	99.62	99.71	99.81	99.81	100.54
浙　江	100.00	99.35	99.56	99.62	99.50
安　徽	97.80	97.16	97.80	97.08	97.37
福　建	97.83	97.66	98.15	98.21	98.68
江　西	97.86	98.03	98.53	98.73	98.27
山　东	98.21	98.44	98.38	98.68	98.35
河　南	98.47	98.15	97.89	98.09	98.41
湖　北	98.21	97.77	98.53	98.50	98.65
湖　南	95.48	96.50	96.82	97.02	97.14
广　东	98.27	98.71	98.71	99.38	98.97
广　西	96.10	97.02	97.05	97.02	97.45
海　南	93.74	95.96	96.79	98.19	96.02
重　庆	96.78	96.18	95.84	96.70	97.34
四　川	95.68	95.17	95.76	95.99	96.07
贵　州	93.65	94.63	93.46	94.35	94.69
云　南	93.13	93.49	94.77	94.35	94.43
西　藏	60.00	63.97	73.25	75.01	73.03
陕　西	98.03	97.28	97.77	98.47	98.38
甘　肃	94.14	94.53	95.51	96.77	96.19
青　海	90.89	88.81	91.67	92.05	92.16
宁　夏	93.27	96.76	96.84	94.49	95.36
新　疆	91.46	91.54	90.11	90.27	92.05

表2　出生体重＜2500克婴儿比重

省　份	2012 年	2013 年	2014 年	2015 年	2016 年
北　京	71.40	70.43	67.78	66.40	64.78
天　津	70.52	68.71	67.50	67.68	64.34
河　北	76.46	76.46	77.83	78.26	79.01
山　西	87.56	86.13	84.61	84.27	85.31
内蒙古	89.01	87.32	84.15	84.27	80.32
辽　宁	84.96	84.61	84.27	83.58	81.88
吉　林	91.61	91.11	85.43	81.32	78.58
黑龙江	81.32	83.58	82.89	84.27	85.90
上　海	67.22	66.58	64.34	62.43	62.09
江　苏	86.72	86.61	82.89	81.32	80.32
浙　江	78.58	76.88	72.78	72.09	69.95
安　徽	96.11	94.28	92.11	91.23	89.62
福　建	79.12	78.26	76.25	75.11	73.48
江　西	84.15	84.85	87.08	85.90	86.61
山　东	97.83	97.83	97.43	96.11	95.84
河　南	88.04	86.13	82.21	84.04	82.44
湖　北	91.23	91.36	86.02	87.20	84.73
湖　南	83.69	84.04	81.10	80.43	79.67
广　东	71.79	71.59	69.00	67.50	66.40
广　西	60.00	57.90	57.74	58.14	59.35
海　南	80.10	77.94	73.68	74.70	73.48
重　庆	97.57	98.91	95.84	95.32	90.49
四　川	92.87	92.36	89.38	88.89	87.44
贵　州	100.00	98.78	93.89	90.61	87.80
云　南	71.99	70.91	69.85	68.43	68.43
西　藏	72.28	54.66	87.08	88.52	83.35
陕　西	96.63	97.57	93.38	93.25	91.48
甘　肃	88.04	86.96	84.96	84.50	84.04
青　海	79.34	81.32	79.34	83.92	80.54
宁　夏	81.32	82.44	77.83	79.12	77.09
新　疆	84.73	86.25	81.54	82.55	80.10

表3 5岁以下儿童中重度营养不良比重

省　份	2012 年	2013 年	2014 年	2015 年	2016 年
北　京	99.41	99.60	99.01	99.01	98.91
天　津	98.33	98.33	97.74	97.45	97.36
河　北	78.35	79.37	80.79	80.71	81.36
山　西	90.38	91.46	89.75	92.28	92.19
内蒙古	95.16	95.07	92.55	94.78	95.07
辽　宁	92.65	92.55	92.65	92.83	92.92
吉　林	96.30	98.04	97.74	97.45	97.94
黑龙江	85.49	85.92	86.26	87.38	87.64
上　海	100.00	99.90	99.31	99.31	99.11
江　苏	95.45	96.01	94.78	95.16	94.60
浙　江	94.78	95.35	95.07	95.63	95.73
安　徽	93.94	94.41	93.66	94.22	94.04
福　建	89.40	90.02	90.83	91.55	91.73
江　西	80.08	80.24	77.88	78.12	79.13
山　东	94.13	94.41	92.19	91.19	91.46
河　南	86.43	86.52	85.49	85.75	84.99
湖　北	89.40	91.64	90.56	89.49	89.49
湖　南	82.33	85.66	87.38	87.12	88.34
广　东	90.38	89.93	86.35	85.16	84.82
广　西	75.60	75.15	67.32	66.59	68.60
海　南	73.38	72.01	72.01	75.08	75.90
重　庆	92.46	93.11	91.46	89.75	90.92
四　川	85.83	87.81	89.93	89.22	89.75
贵　州	88.69	90.65	90.20	89.22	88.78
云　南	74.93	77.34	81.44	83.07	84.40
西　藏	60.00	66.52	65.54	62.06	72.37
陕　西	92.01	90.56	91.01	91.64	91.64
甘　肃	89.40	89.22	87.81	88.43	87.12
青　海	79.84	78.82	79.60	81.92	79.44
宁　夏	96.21	95.92	94.78	92.92	92.46
新　疆	83.73	83.24	81.44	82.33	84.82

表 4　居民人均就诊次数

省　份	2012 年	2013 年	2014 年	2015 年	2016 年
北　京	61.64	58.08	56.91	56.44	53.53
天　津	73.43	71.37	68.63	68.35	68.35
河　北	84.69	82.58	81.04	80.52	79.54
山　西	97.67	96.56	96.09	96.71	95.93
内蒙古	94.15	92.55	92.18	92.33	91.50
辽　宁	92.33	91.80	90.76	90.54	89.22
吉　林	95.77	94.46	93.31	93.77	92.70
黑龙江	100.00	98.87	98.87	100.00	99.03
上　海	60.00	58.03	55.08	53.84	53.36
江　苏	80.38	76.93	74.58	73.20	72.84
浙　江	65.25	63.21	60.64	58.65	56.91
安　徽	92.85	90.61	89.88	90.39	90.39
福　建	84.21	82.31	81.17	81.51	80.58
江　西	90.69	89.37	87.56	88.14	87.49
山　东	78.25	75.93	75.56	76.80	76.80
河　南	83.12	81.57	79.54	79.28	78.00
湖　北	83.05	81.44	78.83	78.70	78.19
湖　南	96.48	94.92	94.38	93.84	93.23
广　东	73.73	71.54	70.62	70.85	70.05
广　西	85.38	83.05	83.39	83.32	83.32
海　南	89.29	86.85	84.89	84.34	82.91
重　庆	88.42	87.28	87.78	86.36	85.80
四　川	83.32	82.51	81.84	81.64	80.84
贵　州	97.59	95.15	94.46	94.23	93.08
云　南	90.10	88.50	87.56	86.29	84.14
西　藏	97.74	93.92	91.28	90.39	90.61
陕　西	90.17	88.06	87.56	87.78	86.08
甘　肃	87.71	86.43	86.71	86.29	85.03
青　海	94.38	93.69	93.23	93.16	92.48
宁　夏	86.36	84.34	82.44	82.64	80.45
新　疆	94.07	91.20	89.73	89.44	88.21

表5　居民年住院率

省　份	2012 年	2013 年	2014 年	2015 年	2016 年
北　京	81.41	79.54	77.20	76.69	72.49
天　津	85.56	86.13	84.44	84.72	82.77
河　北	78.76	76.95	75.18	74.93	71.06
山　西	84.72	83.60	81.95	82.77	79.28
内蒙古	82.77	80.07	78.49	79.02	75.68
辽　宁	77.20	74.44	72.25	71.53	69.20
吉　林	81.14	80.61	77.98	77.46	74.68
黑龙江	81.14	77.72	76.44	74.68	71.53
上　海	79.54	78.23	75.68	73.70	70.59
江　苏	78.49	75.18	72.25	70.36	67.83
浙　江	80.07	77.20	74.19	72.73	69.66
安　徽	78.76	76.95	74.68	74.19	72.25
福　建	74.44	73.46	73.46	74.44	73.94
江　西	72.01	70.59	70.36	69.66	68.29
山　东	72.49	72.25	70.36	69.89	66.50
河　南	74.68	73.21	70.36	69.20	66.94
湖　北	71.30	67.83	64.12	62.44	59.60
湖　南	68.97	65.84	63.90	61.82	59.21
广　东	79.81	77.98	75.93	75.18	73.21
广　西	71.30	65.62	65.40	65.84	64.76
海　南	85.28	83.32	81.68	79.81	78.49
重　庆	70.36	66.28	63.48	61.00	58.82
四　川	66.28	64.54	63.27	62.44	60.20
贵　州	68.29	62.85	63.90	64.33	63.06
云　南	75.18	72.49	69.89	69.20	66.06
西　藏	100.00	95.15	92.04	87.00	82.77
陕　西	75.18	72.25	69.20	67.61	64.54
甘　肃	80.07	77.72	75.68	74.68	70.36
青　海	75.18	72.97	71.53	72.73	70.12
宁　夏	76.69	73.70	72.01	71.77	69.20
新　疆	60.00	59.21	57.47	56.90	55.78

表6 甲乙类法定报告传染病发病率

省 份	2012 年	2013 年	2014 年	2015 年	2016 年
北 京	94.18	95.95	95.03	96.43	97.68
天 津	96.87	97.19	96.61	98.29	98.50
河 北	93.26	93.51	93.07	93.20	93.75
山 西	82.21	83.31	83.68	85.74	87.85
内蒙古	81.11	83.46	82.98	85.72	87.28
辽 宁	89.00	90.93	88.54	90.78	91.74
吉 林	88.80	92.26	91.50	94.20	96.92
黑龙江	89.54	90.33	91.09	91.82	93.56
上 海	92.66	94.24	94.20	93.01	93.28
江 苏	99.27	99.79	99.73	99.04	100.00
浙 江	90.96	92.50	92.36	92.42	92.23
安 徽	91.99	91.95	92.69	87.96	91.25
福 建	84.13	84.68	85.19	84.88	86.55
江 西	91.24	91.22	91.09	89.27	89.61
山 东	100.00	99.06	98.31	98.38	97.76
河 南	81.88	88.01	90.28	91.36	92.52
湖 北	86.03	86.89	87.59	87.18	87.32
湖 南	87.99	86.89	87.59	87.78	88.35
广 东	81.60	81.64	78.14	81.96	81.39
广 西	80.35	83.93	84.72	86.21	86.94
海 南	84.86	81.96	80.89	79.59	81.28
重 庆	87.70	86.92	87.28	86.26	86.13
四 川	90.27	91.96	93.39	92.94	93.20
贵 州	86.66	86.28	86.95	85.87	86.95
云 南	91.24	91.21	91.02	91.09	92.92
西 藏	89.00	88.41	85.78	80.95	84.13
陕 西	89.49	91.09	91.67	91.79	92.33
甘 肃	82.52	90.98	92.44	92.84	91.78
青 海	70.43	69.30	76.06	74.06	73.15
宁 夏	85.99	87.02	85.67	88.64	89.44
新 疆	60.00	60.33	60.77	59.36	61.08

表7　文盲率

省　份	2012 年	2013 年	2014 年	2015 年	2016 年
北　京	99.99	99.91	99.97	99.60	99.85
天　津	98.81	99.09	98.64	99.04	98.79
河　北	96.53	97.49	97.46	96.39	96.04
山　西	98.67	99.03	97.83	97.69	98.39
内蒙古	96.17	95.79	95.22	94.04	95.21
辽　宁	98.81	99.49	99.51	99.31	99.65
吉　林	99.41	98.76	97.84	98.25	98.46
黑龙江	98.51	98.90	98.07	98.06	96.78
上　海	98.82	96.71	97.45	97.48	97.50
江　苏	95.04	96.50	94.62	94.14	93.55
浙　江	94.55	94.17	93.49	93.47	93.29
安　徽	90.09	91.26	91.54	92.56	92.13
福　建	95.27	94.63	93.93	92.35	93.09
江　西	96.57	98.04	97.10	95.19	94.96
山　东	92.99	94.27	93.95	92.36	92.48
河　南	94.20	94.89	95.39	94.36	93.78
湖　北	93.47	94.28	93.56	93.34	93.80
湖　南	96.13	97.49	97.20	97.12	97.09
广　东	97.99	97.96	97.56	97.82	97.86
广　西	96.55	97.05	96.78	95.22	96.50
海　南	95.53	95.06	95.56	94.28	95.26
重　庆	94.33	95.00	94.55	93.87	96.15
四　川	92.08	92.33	91.60	93.87	90.16
贵　州	85.13	87.15	86.25	83.79	85.27
云　南	90.00	89.84	90.14	88.37	89.32
西　藏	60.00	54.40	55.47	57.72	54.48
陕　西	95.28	95.75	93.73	94.91	94.40
甘　肃	89.52	91.31	89.57	85.99	89.50
青　海	84.77	83.12	83.65	79.26	83.24
宁　夏	91.18	90.64	90.39	88.85	92.13
新　疆	97.04	96.12	97.30	95.51	96.50

表8　6岁及6岁以上大专及大专以上文化人口比例

省　份	2012 年	2013 年	2014 年	2015 年	2016 年
北　京	100.00	106.72	101.47	108.01	113.61
天　津	80.31	80.57	80.17	80.57	83.72
河　北	61.38	63.41	63.70	66.16	66.30
山　西	65.32	66.57	65.58	69.92	69.75
内蒙古	67.85	65.71	66.54	72.38	74.79
辽　宁	74.92	76.57	73.40	73.04	74.31
吉　林	64.40	67.16	67.57	68.96	70.13
黑龙江	65.66	67.95	68.03	69.00	69.17
上　海	79.86	82.13	85.39	87.29	89.43
江　苏	69.26	69.58	70.23	72.70	72.97
浙　江	70.90	73.61	71.02	70.60	71.20
安　徽	66.18	64.99	66.44	67.83	65.19
福　建	63.43	64.55	67.64	69.11	67.53
江　西	64.35	65.43	64.14	66.98	65.12
山　东	65.53	65.62	65.56	68.70	68.35
河　南	62.50	64.06	66.63	64.82	63.96
湖　北	67.95	67.67	67.30	71.21	70.05
湖　南	63.09	64.32	65.07	68.13	67.83
广　东	65.52	63.83	65.08	67.88	70.06
广　西	62.36	63.66	64.03	65.42	63.95
海　南	66.24	64.57	63.92	66.97	65.74
重　庆	65.85	65.12	68.96	68.68	68.71
四　川	65.74	66.46	64.82	66.92	64.74
贵　州	62.61	65.40	66.89	64.62	62.97
云　南	62.60	63.66	62.59	65.49	64.63
西　藏	60.00	58.10	58.36	63.20	61.15
陕　西	66.35	67.77	66.77	74.47	68.67
甘　肃	64.66	64.78	66.17	68.73	66.66
青　海	65.79	69.14	69.07	66.66	65.74
宁　夏	65.31	67.62	66.96	72.35	72.31
新　疆	70.04	69.37	69.82	71.47	70.62

表9 人均预期寿命

省 份	2012 年	2013 年	2014 年	2015 年	2016 年
北 京	96. 27	96. 82	97. 87	98. 36	98. 65
天 津	95. 71	95. 58	95. 34	96. 20	97. 97
河 北	74. 47	74. 74	74. 85	75. 28	76. 56
山 西	76. 67	77. 00	77. 70	79. 22	79. 45
内蒙古	75. 77	76. 51	78. 20	78. 88	79. 53
辽 宁	82. 44	87. 22	88. 99	88. 16	88. 03
吉 林	80. 07	80. 33	80. 65	80. 85	80. 91
黑龙江	79. 56	81. 15	81. 67	82. 32	82. 53
上 海	100. 00	100. 22	99. 57	101. 23	102. 62
江 苏	81. 26	81. 26	81. 26	83. 87	84. 69
浙 江	84. 05	85. 02	85. 63	86. 04	86. 75
安 徽	77. 45	77. 89	78. 57	79. 45	83. 24
福 建	79. 50	80. 45	82. 02	82. 47	83. 00
江 西	77. 28	78. 51	79. 10	79. 45	80. 45
山 东	81. 99	82. 53	84. 38	85. 36	86. 90
河 南	76. 34	76. 73	77. 64	78. 31	79. 13
湖 北	76. 97	78. 54	79. 79	80. 45	80. 88
湖 南	75. 82	76. 70	78. 45	79. 16	79. 45
广 东	80. 97	81. 41	82. 02	82. 64	83. 24
广 西	78. 85	79. 79	81. 41	82. 14	82. 29
海 南	80. 62	80. 97	82. 02	82. 64	83. 24
重 庆	84. 78	84. 17	84. 69	84. 99	85. 11
四 川	77. 25	78. 45	79. 62	80. 65	82. 05
贵 州	68. 06	70. 14	70. 42	71. 31	80. 88
云 南	66. 46	70. 22	71. 36	72. 89	73. 68
西 藏	60. 00	60. 02	60. 02	60. 04	61. 57
陕 西	76. 34	76. 97	77. 56	80. 22	80. 45
甘 肃	70. 44	71. 05	71. 31	71. 98	72. 50
青 海	66. 44	66. 70	66. 99	67. 21	68. 08
宁 夏	72. 52	73. 65	75. 44	76. 64	76. 73
新 疆	72. 00	75. 44	77. 81	80. 42	81. 12

表 10　婴儿死亡率

省　份	2012 年	2013 年	2014 年	2015 年	2016 年
北　京	100.00	100.84	100.84	100.70	101.02
天　津	96.89	96.93	97.02	97.13	98.23
河　北	91.14	91.43	93.00	92.25	92.51
山　西	90.95	91.05	91.12	95.44	95.58
内蒙古	93.98	94.27	95.44	96.26	93.11
辽　宁	93.98	94.27	95.88	96.92	97.37
吉　林	96.31	96.72	96.83	96.93	97.11
黑龙江	91.30	93.40	94.27	95.26	95.46
上　海	96.68	96.74	97.02	97.40	98.64
江　苏	98.56	98.59	99.25	99.34	99.49
浙　江	97.82	97.92	98.24	98.27	100.08
安　徽	97.05	97.05	97.07	97.19	97.08
福　建	97.17	97.19	97.23	97.31	97.37
江　西	93.80	93.93	93.98	95.29	93.11
山　东	94.89	95.97	96.32	96.77	96.92
河　南	97.04	97.10	97.43	97.74	99.39
湖　北	91.23	92.44	93.43	94.76	95.14
湖　南	97.22	97.37	97.46	98.39	98.94
广　东	97.43	99.16	99.26	99.37	99.52
广　西	97.10	97.23	97.34	97.40	97.76
海　南	88.22	89.58	90.45	95.24	95.27
重　庆	95.94	94.50	95.94	96.26	97.73
四　川	89.33	90.88	92.41	92.68	95.29
贵　州	87.68	90.70	92.54	91.40	92.11
云　南	91.14	91.73	93.01	92.25	92.54
西　藏	74.46	76.79	79.19	81.67	82.94
陕　西	92.65	92.78	92.85	92.97	93.11
甘　肃	90.07	90.95	91.14	92.00	96.35
青　海	60.00	60.93	61.29	87.54	88.90
宁　夏	89.31	92.31	92.55	93.17	93.80
新　疆	72.32	74.46	74.86	74.46	76.13

2.健康生活各指标无量纲数据

表1　人口自然增长率

省　份	2012 年	2013 年	2014 年	2015 年	2016 年
北　京	80.00	80.00	80.00	80.00	80.00
天　津	70.00	70.00	70.00	70.00	70.00
河　北	80.00	80.00	80.00	80.00	80.00
山　西	80.00	80.00	80.00	80.00	80.00
内蒙古	80.00	80.00	80.00	70.00	80.00
辽　宁	70.00	70.00	70.00	70.00	70.00
吉　林	70.00	70.00	70.00	70.00	70.00
黑龙江	70.00	70.00	70.00	70.00	70.00
上　海	80.00	70.00	80.00	80.00	80.00
江　苏	70.00	70.00	70.00	70.00	70.00
浙　江	80.00	80.00	80.00	80.00	80.00
安　徽	80.00	80.00	80.00	80.00	70.00
福　建	70.00	80.00	80.00	70.00	70.00
江　西	70.00	80.00	80.00	80.00	70.00
山　东	80.00	80.00	70.00	80.00	70.00
河　南	80.00	80.00	80.00	80.00	80.00
湖　北	80.00	80.00	80.00	80.00	80.00
湖　南	80.00	80.00	80.00	80.00	80.00
广　东	80.00	80.00	80.00	80.00	70.00
广　西	70.00	70.00	70.00	70.00	70.00
海　南	70.00	70.00	70.00	70.00	70.00
重　庆	80.00	80.00	80.00	80.00	80.00
四　川	70.00	70.00	80.00	80.00	80.00
贵　州	80.00	80.00	80.00	80.00	80.00
云　南	80.00	80.00	80.00	80.00	80.00
西　藏	70.00	70.00	70.00	70.00	70.00
陕　西	80.00	80.00	80.00	80.00	80.00
甘　肃	80.00	80.00	80.00	80.00	80.00
青　海	70.00	70.00	70.00	70.00	70.00
宁　夏	70.00	70.00	70.00	70.00	70.00
新　疆	70.00	70.00	70.00	70.00	70.00

注：因人口增长率过低与过高均不是一个健康的表现，因此我们将人口自然增长率介于3‰~7‰记为80，小于3‰或大于7‰记为70。

表2 农村自来水普及率

省 份	2012 年	2013 年	2014 年	2015 年	2016 年
北 京	99.55	99.55	99.55	99.55	99.55
天 津	97.57	98.78	98.89	98.89	98.89
河 北	85.29	86.74	88.01	88.01	88.01
山 西	79.66	79.84	85.39	85.39	85.39
内蒙古	67.79	64.75	68.33	68.33	68.33
辽 宁	74.15	74.82	75.15	75.15	75.15
吉 林	81.56	84.91	87.42	87.42	87.42
黑龙江	69.56	70.50	71.46	71.46	71.46
上 海	100.00	100.00	100.00	100.00	100.00
江 苏	98.55	98.33	99.00	99.00	99.00
浙 江	93.39	95.30	96.70	96.70	96.70
安 徽	60.13	62.89	67.04	67.04	67.04
福 建	89.00	91.33	92.46	92.46	92.46
江 西	68.71	70.50	71.94	71.94	71.94
山 东	91.63	93.08	94.02	94.02	94.02
河 南	65.48	65.11	70.66	70.66	70.66
湖 北	74.15	75.83	76.43	76.43	76.43
湖 南	70.90	71.62	76.00	76.00	76.00
广 东	86.16	87.81	88.80	88.80	88.80
广 西	64.60	70.11	75.49	75.49	75.49
海 南	79.13	81.28	83.78	83.78	83.78
重 庆	89.90	90.41	90.51	90.51	90.51
四 川	63.39	66.07	68.02	68.02	68.02
贵 州	68.10	74.15	74.07	74.07	74.07
云 南	69.80	71.46	71.70	71.70	71.70
西 藏	—	—	—	—	—
陕 西	60.00	51.18	51.18	51.18	51.18
甘 肃	66.22	68.48	71.62	71.62	71.62
青 海	79.84	78.77	80.74	80.74	80.74
宁 夏	79.75	83.87	86.16	86.16	86.16
新 疆	92.25	91.33	96.26	96.26	96.26

表3　性别比

省　份	2012 年	2013 年	2014 年	2015 年	2016 年
北　京	83. 38	75. 80	93. 54	70. 57	81. 23
天　津	96. 69	97. 68	100. 75	45. 94	58. 18
河　北	85. 29	82. 35	84. 27	93. 86	85. 26
山　西	85. 76	82. 28	89. 74	76. 18	80. 63
内蒙古	85. 83	74. 94	87. 66	86. 23	94. 23
辽　宁	100. 00	94. 53	91. 72	100. 31	94. 93
吉　林	89. 14	80. 03	88. 52	94. 34	89. 35
黑龙江	88. 49	91. 01	101. 46	95. 94	94. 01
上　海	72. 44	80. 00	78. 57	73. 61	81. 16
江　苏	97. 80	101. 85	95. 68	90. 76	96. 51
浙　江	85. 36	76. 03	69. 12	76. 54	73. 06
安　徽	72. 44	86. 94	96. 66	84. 30	82. 28
福　建	94. 82	75. 00	73. 06	81. 67	88. 00
江　西	75. 74	73. 18	71. 06	80. 37	73. 38
山　东	87. 76	88. 52	92. 05	85. 80	86. 84
河　南	93. 46	97. 84	93. 21	87. 35	87. 69
湖　北	87. 90	89. 63	87. 66	86. 91	82. 38
湖　南	78. 97	81. 70	83. 02	90. 87	85. 59
广　东	64. 02	66. 83	49. 31	60. 21	61. 38
广　西	75. 50	70. 59	73. 64	82. 12	73. 44
海　南	60. 00	64. 60	55. 99	67. 81	65. 23
重　庆	96. 77	87. 45	81. 13	99. 73	89. 49
四　川	69. 17	87. 25	95. 27	98. 60	101. 02
贵　州	81. 83	77. 51	85. 03	77. 29	78. 73
云　南	81. 13	75. 98	82. 67	84. 04	93. 83
西　藏	97. 11	89. 99	97. 91	93. 21	93. 75
陕　西	77. 41	83. 90	77. 51	92. 26	94. 68
甘　肃	80. 72	81. 90	75. 86	80. 19	91. 33
青　海	79. 65	87. 83	97. 84	71. 01	81. 39
宁　夏	85. 56	86. 23	81. 39	80. 25	78. 57
新　疆	87. 42	83. 15	85. 63	86. 91	85. 69

　　注：本研究认为 5 岁以下人口性别比越接近于 1，则该地区的人口结构越合理，得分越高。

表4　农村卫生厕所普及率

省　份	2012 年	2013 年	2014 年	2015 年	2016 年
北　京	99.06	99.06	100.19	100.38	101.71
天　津	95.66	95.75	95.93	95.93	96.66
河　北	67.14	67.71	70.45	75.90	79.27
山　西	64.89	65.51	65.75	67.26	69.06
内蒙古	61.20	63.56	65.45	71.59	77.79
辽　宁	72.68	74.55	75.62	78.82	81.94
吉　林	80.86	81.32	81.70	81.63	84.85
黑龙江	77.28	78.75	80.02	81.17	84.69
上　海	100.00	100.76	98.59	100.57	101.04
江　苏	93.52	95.48	98.22	98.97	99.44
浙　江	94.05	95.57	97.02	98.59	100.28
安　徽	69.33	71.59	73.37	74.69	75.97
福　建	91.42	93.34	94.31	96.29	96.20
江　西	87.95	90.05	91.85	92.20	91.94
山　东	91.25	92.81	94.14	94.67	94.58
河　南	78.90	80.02	80.71	80.94	84.05
湖　北	81.78	86.30	86.39	86.79	86.79
湖　南	73.09	73.71	75.69	80.02	83.97
广　东	91.51	92.72	93.69	94.76	96.02
广　西	78.82	83.10	87.04	89.04	88.95
海　南	76.77	83.42	83.81	86.30	84.21
重　庆	70.38	71.86	72.88	74.06	75.26
四　川	74.91	77.50	79.95	82.56	85.09
贵　州	60.00	62.19	62.90	66.50	68.54
云　南	69.00	70.38	71.72	72.95	73.09
西　藏	—	—	—	—	—
陕　西	64.46	64.04	64.04	66.88	68.29
甘　肃	74.27	74.55	75.97	78.08	81.09
青　海	71.59	73.16	73.37	74.34	76.19
宁　夏	69.33	70.98	71.99	76.99	75.69
新　疆	72.75	76.84	79.42	81.63	72.95

3. 健康服务各指标无量纲数据

表1 每千人口医疗卫生机构床位数

省　份	2012 年	2013 年	2014 年	2015 年	2016 年
北　京	83.06	84.24	86.97	87.58	91.48
天　津	68.99	70.60	71.73	73.14	74.37
河　北	70.35	73.39	76.44	79.75	82.86
山　西	79.33	81.75	83.36	85.44	87.77
内蒙古	77.53	82.62	87.74	90.58	93.75
辽　宁	89.46	93.50	98.77	103.60	111.31
吉　林	80.32	83.06	87.28	89.30	93.87
黑龙江	80.32	84.39	89.30	94.67	98.28
上　海	79.75	81.46	83.06	86.66	90.69
江　苏	74.31	80.18	84.39	88.36	93.98
浙　江	70.22	74.05	77.67	84.24	88.30
安　徽	68.02	70.47	73.39	76.17	78.87
福　建	68.14	73.39	75.90	78.35	78.37
江　西	67.07	69.73	73.01	75.90	78.97
山　东	83.80	85.90	87.12	89.62	92.34
河　南	74.05	79.19	83.50	87.89	92.88
湖　北	76.57	84.99	92.68	99.47	104.28
湖　南	75.77	80.89	89.78	99.30	106.40
广　东	63.83	66.24	68.87	71.85	74.56
广　西	66.71	71.22	74.70	77.80	80.18
海　南	64.62	66.60	69.36	74.84	76.81
重　庆	77.39	84.84	91.22	99.30	106.78
四　川	82.91	89.46	95.85	101.24	107.21
贵　州	71.60	81.89	88.36	94.33	100.44
云　南	73.92	77.94	82.04	85.59	90.34
西　藏	57.20	65.89	68.38	75.77	76.40
陕　西	78.35	84.24	89.78	94.84	100.37
甘　肃	76.30	78.22	81.32	84.10	87.69
青　海	78.77	86.97	96.02	99.65	87.69
宁　夏	75.50	81.89	84.10	86.35	91.38
新　疆	100.00	103.05	106.01	108.85	112.23

表2 每千人口卫生技术人员数

省　份	2012 年	2013 年	2014 年	2015 年	2016 年
北　京	100.00	101.19	103.45	107.52	110.97
天　津	72.84	73.13	73.65	75.17	76.61
河　北	66.74	67.74	68.93	70.36	71.93
山　西	73.24	73.65	74.47	75.06	76.61
内蒙古	73.76	75.59	77.03	78.81	80.96
辽　宁	73.76	74.82	75.06	76.19	77.83
吉　林	71.59	71.93	73.07	74.70	76.61
黑龙江	71.64	72.55	73.30	73.94	74.82
上　海	77.28	79.13	80.70	82.50	84.88
江　苏	70.25	72.50	74.58	76.67	79.06
浙　江	76.13	78.50	81.08	84.34	86.91
安　徽	64.61	65.95	67.05	67.90	68.60
福　建	68.60	71.53	72.67	73.36	74.23
江　西	64.87	65.95	67.16	68.17	69.15
山　东	72.90	76.79	77.03	77.70	79.06
河　南	67.85	70.14	71.59	72.96	74.23
湖　北	70.25	72.10	74.64	77.77	79.06
湖　南	67.37	69.31	70.63	72.90	74.82
广　东	69.64	71.36	72.73	74.23	76.01
广　西	68.71	70.80	72.73	74.41	76.01
海　南	70.69	72.33	73.65	76.01	77.83
重　庆	67.37	69.04	71.14	73.24	75.41
四　川	69.26	71.76	73.36	74.58	76.01
贵　州	63.55	67.27	69.42	71.98	74.82
云　南	62.81	65.54	67.16	69.20	71.36
西　藏	60.09	63.50	65.23	67.05	67.53
陕　西	74.58	78.13	80.26	82.24	86.23
甘　肃	66.63	67.90	69.58	70.14	71.36
青　海	70.86	73.71	74.88	76.13	77.22
宁　夏	71.93	74.23	76.07	77.28	79.69
新　疆	76.73	78.69	80.19	81.34	82.89

表3　每100万人三甲医院数

省　份	2012 年	2013 年	2014 年	2015 年	2016 年
北　京	100.00	109.78	110.16	123.21	124.94
天　津	92.87	93.04	104.02	107.13	106.48
河　北	66.41	66.64	66.56	66.79	68.16
山　西	75.62	78.21	78.08	79.35	80.60
内蒙古	69.34	72.00	70.14	71.91	75.59
辽　宁	81.27	86.13	88.67	88.10	90.09
吉　林	75.50	77.27	77.26	78.15	79.26
黑龙江	93.89	92.33	94.69	95.76	97.56
上　海	83.35	90.93	89.54	86.24	86.16
江　苏	69.37	71.32	72.14	71.52	74.39
浙　江	76.48	80.50	80.91	84.57	84.25
安　徽	66.27	66.90	70.04	69.89	69.76
福　建	71.08	70.97	75.12	75.57	74.75
江　西	76.07	76.52	76.96	77.37	76.70
山　东	65.72	66.98	68.91	71.33	73.72
河　南	66.02	66.01	65.98	66.61	67.00
湖　北	74.04	76.46	80.26	84.13	83.48
湖　南	65.55	66.74	68.91	68.82	69.07
广　东	71.45	72.45	74.06	75.81	77.28
广　西	74.70	75.04	75.39	74.70	75.01
海　南	78.09	80.70	80.44	77.43	80.01
重　庆	66.45	68.53	69.18	73.59	74.94
四　川	69.64	70.14	72.03	72.17	73.17
贵　州	70.37	72.24	72.87	72.10	73.28
云　南	60.06	62.97	63.79	69.12	70.91
西　藏	69.49	69.30	69.04	68.78	68.49
陕　西	73.52	74.09	74.04	74.57	75.08
甘　肃	70.58	68.83	69.64	69.59	69.53
青　海	93.28	98.16	97.69	97.24	96.79
宁　夏	65.48	65.38	65.26	68.37	75.02
新　疆	68.01	69.78	70.54	77.10	85.35

表4　每千农业人口乡镇卫生院人员数

省　份	2012 年	2013 年	2014 年	2015 年	2016 年
北　京	—	—	—	—	—
天　津	74.80	73.44	75.35	122.40	119.29
河　北	67.99	67.74	67.74	63.63	63.87
山　西	67.24	66.75	65.77	64.10	65.05
内蒙古	75.63	75.35	75.91	69.76	70.79
辽　宁	71.05	71.05	70.53	67.24	67.49
吉　林	85.70	85.70	85.70	73.98	74.25
黑龙江	70.27	70.53	70.79	65.77	66.26
上　海	—	—	—	—	—
江　苏	97.82	101.48	108.02	78.17	80.80
浙　江	74.80	75.91	77.32	80.21	84.14
安　徽	63.40	63.40	63.40	65.29	66.02
福　建	72.90	75.08	75.08	72.90	75.08
江　西	72.10	72.10	71.31	68.74	68.99
山　东	100.00	105.28	99.27	82.91	82.00
河　南	70.27	70.01	70.01	68.74	68.49
湖　北	86.01	86.97	90.22	87.61	89.56
湖　南	75.35	75.63	75.91	75.91	76.47
广　东	91.22	92.23	92.91	82.91	86.97
广　西	74.25	77.03	83.21	84.45	86.01
海　南	84.45	86.33	87.61	80.80	82.60
重　庆	80.21	80.21	80.80	88.58	87.61
四　川	76.47	77.89	79.04	79.33	81.70
贵　州	60.00	61.56	63.40	66.02	67.24
云　南	60.22	63.17	65.05	62.71	64.81
西　藏	65.77	69.76	74.80	77.32	79.04
陕　西	79.33	80.51	81.10	78.17	82.30
甘　肃	75.63	76.47	76.75	77.32	77.32
青　海	75.35	79.04	80.51	65.77	65.05
宁　夏	67.24	67.74	67.49	71.31	74.80
新　疆	82.60	83.21	83.83	70.01	70.53

表 5　每千农业人口乡镇卫生院床位数

省　份	2012 年	2013 年	2014 年	2015 年	2016 年
北　京	—	—	—	—	—
天　津	74.27	74.27	75.59	111.85	269.17
河　北	77.73	78.00	78.83	74.54	76.38
山　西	78.28	78.55	78.55	76.92	77.73
内蒙古	78.00	78.83	81.06	75.59	76.38
辽　宁	82.21	83.95	84.54	80.22	81.63
吉　林	80.22	79.38	79.66	71.72	71.97
黑龙江	73.76	74.80	76.12	71.47	72.22
上　海	—	—	—	—	—
江　苏	86.64	92.92	96.56	75.85	78.00
浙　江	60.00	60.21	60.42	60.63	62.14
安　徽	70.48	70.97	71.47	73.50	73.50
福　建	76.92	78.55	78.55	76.92	75.59
江　西	77.46	78.55	78.83	76.38	77.46
山　东	100.00	99.65	97.24	85.13	84.24
河　南	74.54	75.32	75.59	74.27	74.80
湖　北	83.07	87.55	91.30	90.04	92.59
湖　南	83.95	83.37	86.33	88.78	90.04
广　东	78.55	79.66	80.22	74.80	75.32
广　西	76.38	79.94	84.84	85.73	86.64
海　南	71.97	71.22	71.72	68.53	68.05
重　庆	92.27	97.24	100.35	111.85	113.03
四　川	92.59	94.89	96.56	96.56	100.35
贵　州	70.97	73.24	74.27	72.73	73.24
云　南	74.02	79.38	81.35	75.32	76.38
西　藏	73.50	78.28	79.10	79.38	79.38
陕　西	76.92	78.28	79.94	78.28	80.22
甘　肃	76.12	77.46	78.28	79.38	79.66
青　海	75.32	80.78	83.66	69.74	68.77
宁　夏	64.35	65.48	65.48	67.11	67.34
新　疆	94.56	95.22	96.56	80.22	83.07

表 6　每万人口执业（助理）医师数

省　份	2012 年	2013 年	2014 年	2015 年	2016 年
北　京	100.00	166.67	102.25	106.89	111.74
天　津	73.28	91.50	73.28	74.92	76.60
河　北	70.09	70.09	71.67	71.67	76.60
山　西	76.60	78.32	78.32	78.32	78.32
内蒙古	76.60	78.32	78.32	80.08	80.08
辽　宁	74.92	76.60	74.92	76.60	78.32
吉　林	73.28	74.92	74.92	76.60	78.32
黑龙江	71.67	71.67	71.67	73.28	73.28
上　海	74.92	109.29	78.32	78.32	81.88
江　苏	70.09	73.28	73.28	76.60	80.08
浙　江	76.60	85.60	80.08	80.08	87.52
安　徽	61.35	61.35	65.57	67.05	67.05
福　建	67.05	70.09	70.09	70.09	71.67
江　西	62.73	62.73	62.73	65.57	65.57
山　东	68.55	76.60	70.09	71.67	73.28
河　南	67.05	64.13	70.09	71.67	73.28
湖　北	68.55	68.55	73.28	74.92	76.60
湖　南	67.05	67.05	70.09	73.28	76.60
广　东	68.55	76.60	70.09	71.67	73.28
广　西	68.55	76.60	76.60	71.67	73.28
海　南	67.05	67.05	70.09	71.67	73.28
重　庆	67.05	64.13	68.55	70.09	71.67
四　川	70.09	68.55	73.28	73.28	73.28
贵　州	61.35	60.00	64.13	67.05	68.55
云　南	62.73	64.13	64.13	65.57	67.05
西　藏	60.00	64.13	67.05	68.55	70.09
陕　西	68.55	68.55	70.09	71.67	73.28
甘　肃	65.57	64.13	67.05	68.55	70.09
青　海	71.67	73.28	73.28	73.28	74.92
宁　夏	70.09	71.67	74.92	76.60	78.32
新　疆	70.09	71.67	74.92	76.60	78.32

表7 每千人口养老床位数

省　份	2012 年	2013 年	2014 年	2015 年	2016 年
北　京	100.00	98.97	109.68	83.97	97.36
天　津	72.23	78.28	73.83	77.26	76.44
河　北	71.44	95.13	98.37	101.67	92.45
山　西	64.30	65.13	68.82	68.64	75.41
内蒙古	72.67	75.72	115.62	130.65	134.16
辽　宁	81.83	83.25	77.98	74.13	76.25
吉　林	73.07	71.83	70.31	66.52	79.60
黑龙江	71.27	71.26	74.92	81.45	81.83
上　海	89.18	88.27	90.28	81.66	83.89
江　苏	95.07	102.41	97.96	101.80	100.69
浙　江	89.78	94.78	123.05	120.79	129.88
安　徽	86.40	87.74	92.41	94.06	92.73
福　建	63.34	69.00	79.68	78.69	76.66
江　西	77.98	78.64	83.28	86.68	85.59
山　东	83.28	88.99	86.80	95.69	97.79
河　南	73.51	74.58	79.07	77.83	76.95
湖　北	83.56	81.60	81.73	85.55	89.61
湖　南	69.70	69.86	69.13	71.89	74.86
广　东	61.80	63.22	67.58	72.65	83.00
广　西	60.00	70.11	75.06	79.83	79.59
海　南	63.23	63.15	68.96	70.12	70.54
重　庆	83.17	88.11	78.86	89.83	84.50
四　川	84.68	85.51	78.23	86.28	87.36
贵　州	62.02	66.37	75.66	92.92	95.17
云　南	61.42	61.30	63.24	72.68	74.70
西　藏	68.65	69.67	82.26	142.16	66.41
陕　西	67.17	69.77	70.28	77.10	79.44
甘　肃	65.04	71.69	78.53	90.65	91.60
青　海	62.23	68.50	80.93	87.65	97.59
宁　夏	60.82	62.28	67.32	85.95	101.32
新　疆	65.36	65.69	73.98	78.57	80.91

表8 个人卫生支出占卫生总费用的比重

省　份	2012 年	2013 年	2014 年	2015 年	2016 年
北　京	81.32	81.32	81.32	81.32	81.32
天　津	67.73	67.73	67.73	67.73	67.73
河　北	62.44	62.44	62.44	62.44	62.44
山　西	65.25	65.25	65.25	65.25	65.25
内蒙古	61.38	61.38	61.38	61.38	61.38
辽　宁	64.49	64.49	64.49	64.49	64.49
吉　林	60.00	60.00	60.00	60.00	60.00
黑龙江	60.91	60.91	60.91	60.91	60.91
上　海	80.85	80.85	80.85	80.85	80.85
江　苏	71.33	71.33	71.33	71.33	71.33
浙　江	68.99	68.99	68.99	68.99	68.99
安　徽	66.69	66.69	66.69	66.69	66.69
福　建	73.12	73.12	73.12	73.12	73.12
江　西	71.07	71.07	71.07	71.07	71.07
山　东	67.25	67.25	67.25	67.25	67.25
河　南	61.73	61.73	61.73	61.73	61.73
湖　北	63.82	63.82	63.82	63.82	63.82
湖　南	62.61	62.61	62.61	62.61	62.61
广　东	72.71	72.71	72.71	72.71	72.71
广　西	72.69	72.69	72.69	72.69	72.69
海　南	75.27	75.27	75.27	75.27	75.27
重　庆	70.56	70.56	70.56	70.56	70.56
四　川	68.73	68.73	68.73	68.73	68.73
贵　州	73.53	73.53	73.53	73.53	73.53
云　南	68.56	68.56	68.56	68.56	68.56
西　藏	100.00	100.00	100.00	100.00	100.00
陕　西	66.43	66.43	66.43	66.43	66.43
甘　肃	66.55	66.55	66.55	66.55	66.55
青　海	77.55	77.55	77.55	77.55	77.55
宁　夏	67.58	67.58	67.58	67.58	67.58
新　疆	75.19	75.19	75.19	75.19	75.19

4. 健康保障各指标无量纲数据

表 1　城镇基本医疗保险覆盖率

省　份	2012 年	2013 年	2014 年	2015 年	2016 年
北　京	80.23	81.31	82.63	83.43	84.50
天　津	80.34	79.72	79.48	79.77	79.84
河　北	62.11	62.20	62.25	62.06	89.60
山　西	64.43	64.67	64.76	64.84	64.86
内蒙古	67.92	68.15	68.29	68.40	68.53
辽　宁	72.73	73.47	73.96	74.09	73.92
吉　林	72.13	72.25	72.26	72.27	72.42
黑龙江	68.81	68.80	68.87	69.04	69.15
上　海	80.08	79.86	80.23	81.11	82.67
江　苏	70.47	69.55	71.30	72.34	72.13
浙　江	72.70	82.81	88.96	89.75	89.61
安　徽	63.89	63.83	64.30	64.09	63.35
福　建	65.71	66.14	66.12	66.10	65.95
江　西	65.39	65.65	65.74	65.96	68.11
山　东	65.42	67.41	68.63	91.83	91.12
河　南	62.47	62.74	62.88	62.85	62.87
湖　北	66.11	66.07	66.08	66.03	66.02
湖　南	66.60	66.36	66.19	68.07	67.90
广　东	84.90	88.10	90.65	91.65	91.08
广　西	61.78	61.87	62.07	62.08	62.14
海　南	69.36	70.41	69.42	69.40	69.19
重　庆	100.00	99.78	99.77	99.43	98.70
四　川	64.53	64.93	65.29	65.52	76.79
贵　州	60.78	60.97	61.10	63.66	63.78
云　南	60.89	62.56	62.63	62.62	62.74
西　藏	60.00	60.43	60.75	60.93	61.16
陕　西	64.63	65.79	65.78	65.73	65.67
甘　肃	62.57	62.64	62.72	62.75	62.82
青　海	64.72	65.19	65.65	65.84	65.83
宁　夏	88.39	88.21	88.67	88.74	88.96
新　疆	67.66	67.88	67.79	67.51	67.79

5. 健康环境各指标无量纲数据

表1 人均分摊化学需氧量

省　份	2012 年	2013 年	2014 年	2015 年	2016 年
北　京	98.97	99.92	100.91	101.60	107.54
天　津	87.76	89.51	90.90	91.82	102.98
河　北	84.50	85.42	86.39	87.71	104.90
山　西	92.30	93.07	94.02	95.66	103.75
内蒙古	63.70	64.70	65.48	66.09	102.79
辽　宁	70.08	71.52	72.50	73.81	104.22
吉　林	71.40	72.56	73.37	74.22	103.19
黑龙江	60.00	61.36	61.97	62.61	100.97
上　海	97.04	97.75	98.58	100.26	103.87
江　苏	89.42	90.38	91.36	92.27	98.43
浙　江	90.55	91.49	92.35	93.65	100.21
安　徽	88.94	89.63	90.25	90.82	100.62
福　建	86.43	86.75	87.31	88.29	97.17
江　西	87.21	87.75	88.32	88.59	94.03
山　东	82.66	83.87	84.96	85.44	105.20
河　南	89.86	90.50	91.13	91.73	106.01
湖　北	84.09	84.87	85.56	86.87	99.25
湖　南	83.77	84.28	84.88	85.50	99.25
广　东	86.63	87.68	88.73	89.87	99.36
广　西	87.14	87.97	88.62	89.84	99.64
海　南	79.40	80.11	80.13	81.58	100.17
重　庆	91.58	92.32	92.74	93.25	99.98
四　川	88.53	89.29	89.67	90.39	100.31
贵　州	98.08	98.38	98.48	98.96	101.99
云　南	94.52	94.68	95.24	96.13	100.91
西　藏	100.02	100.20	99.36	99.17	100.17
陕　西	90.65	91.40	92.04	92.78	105.94
甘　肃	89.43	90.06	90.48	90.99	103.71
青　海	85.06	85.38	85.21	85.59	94.38
宁　夏	63.97	65.38	66.18	67.98	85.59
新　疆	69.32	70.15	70.77	72.18	97.64

表 2　人均分摊二氧化硫排放量

省　份	2012 年	2013 年	2014 年	2015 年	2016 年
北　京	97.40	97.74	98.10	98.42	99.86
天　津	88.63	89.49	90.19	91.53	97.41
河　北	86.80	87.44	88.46	89.34	92.63
山　西	74.96	75.88	76.81	78.44	86.62
内蒙古	63.71	64.37	67.24	67.30	82.28
辽　宁	82.77	83.27	83.79	84.17	91.85
吉　林	89.53	90.13	90.39	90.64	95.52
黑龙江	90.47	90.97	91.30	91.56	93.93
上　海	93.39	93.90	94.82	95.36	98.59
江　苏	91.14	91.64	92.02	92.71	95.32
浙　江	91.98	92.46	92.75	93.30	97.18
安　徽	94.10	94.39	94.55	94.78	97.39
福　建	93.35	93.41	93.58	94.00	97.11
江　西	91.25	91.29	91.72	91.87	96.19
山　东	87.05	87.89	88.37	88.92	91.99
河　南	90.36	90.54	91.01	91.49	97.55
湖　北	92.48	92.81	93.04	93.52	97.14
湖　南	93.29	93.39	93.65	94.02	96.95
广　东	94.99	95.30	95.57	96.02	98.47
广　西	92.48	93.07	93.22	94.02	97.70
海　南	97.95	98.14	98.15	98.20	99.59
重　庆	86.24	86.77	87.37	88.23	93.49
四　川	92.53	93.02	93.24	94.05	96.29
贵　州	78.90	80.03	81.22	82.74	86.94
云　南	89.71	89.92	90.40	91.30	92.28
西　藏	100.00	100.01	100.02	99.75	99.77
陕　西	83.91	84.65	85.17	86.10	94.37
甘　肃	84.10	84.41	84.09	84.28	92.75
青　海	80.92	80.74	81.18	81.73	86.24
宁　夏	60.00	61.65	63.01	64.83	75.56
新　疆	75.21	74.60	74.30	76.90	85.62

表3　人均分摊废水排放量

省　份	2012 年	2013 年	2014 年	2015 年	2016 年
北　京	70.52	70.26	69.48	69.55	66.52
天　津	74.96	75.66	74.81	74.21	74.96
河　北	83.72	83.48	83.72	83.80	85.58
山　西	86.42	85.94	84.96	85.02	86.05
内蒙古	84.18	83.25	82.22	82.51	83.95
辽　宁	77.08	77.59	74.33	74.59	78.26
吉　林	82.89	83.26	82.38	81.45	87.38
黑龙江	83.47	84.86	85.36	85.40	86.86
上　海	60.00	59.92	60.38	59.72	60.36
江　苏	66.99	67.29	66.99	65.94	66.30
浙　江	66.40	66.68	66.81	65.76	66.30
安　徽	83.44	82.51	82.18	81.68	85.47
福　建	71.08	70.12	70.21	70.94	73.69
江　西	82.23	81.61	81.58	79.96	80.35
山　东	79.65	78.94	78.03	75.83	78.83
河　南	83.19	82.69	82.15	81.65	83.60
湖　北	79.25	79.00	78.39	77.48	81.13
湖　南	81.60	81.55	81.50	81.34	82.71
广　东	65.40	64.59	63.16	63.32	62.78
广　西	78.09	80.57	81.43	81.57	84.86
海　南	83.79	84.60	82.83	83.18	80.38
重　庆	82.07	80.43	80.03	79.55	71.23
四　川	87.61	85.98	84.43	83.90	83.31
贵　州	92.93	92.73	89.68	89.47	91.65
云　南	88.82	88.62	88.61	86.78	85.98
西　藏	100.00	99.45	98.73	98.06	97.80
陕　西	88.09	87.62	85.60	82.42	82.77
甘　肃	94.10	93.60	93.42	93.21	93.45
青　海	85.73	85.96	85.13	84.68	81.51
宁　夏	74.17	74.81	76.11	80.46	79.21
新　疆	83.69	82.33	82.21	83.50	85.29

表 4 森林覆盖率

省　份	2012 年	2013 年	2014 年	2015 年	2016 年
北　京	77.93	77.93	77.93	77.93	77.91
天　津	62.89	62.89	62.89	62.88	62.89
河　北	70.32	70.32	70.32	70.33	70.32
山　西	67.25	67.25	67.25	67.27	67.25
内蒙古	68.94	68.94	68.94	68.96	68.94
辽　宁	79.50	79.50	79.50	79.50	79.47
吉　林	80.93	80.93	80.93	80.92	80.93
黑龙江	82.82	82.82	82.82	82.80	82.82
上　海	63.31	63.31	63.31	63.33	63.31
江　苏	66.04	66.04	66.04	66.04	66.04
浙　江	94.46	94.46	94.46	94.43	94.46
安　徽	72.74	72.74	72.74	72.76	72.74
福　建	100.00	100.00	100.00	99.96	100.00
江　西	95.16	95.16	95.16	95.17	95.16
山　东	66.53	66.53	66.53	66.55	66.53
河　南	69.22	69.22	69.22	69.22	69.22
湖　北	79.60	79.60	79.60	79.60	79.60
湖　南	86.03	86.03	86.03	86.01	86.03
广　东	88.56	88.56	88.56	88.53	88.56
广　西	92.45	92.45	92.45	92.46	92.45
海　南	91.61	91.61	91.61	91.60	91.61
重　庆	79.60	79.60	79.60	79.62	79.60
四　川	77.52	77.52	77.52	77.54	77.52
贵　州	78.75	78.75	78.75	78.74	78.75
云　南	87.61	87.61	87.61	87.63	87.61
西　藏	64.00	64.00	64.00	63.99	64.00
陕　西	81.60	81.60	81.60	81.61	81.60
甘　肃	63.63	63.63	63.63	63.62	63.63
青　海	60.70	60.70	60.70	60.71	60.70
宁　夏	63.94	63.94	63.94	63.94	63.94
新　疆	60.00	60.00	60.00	60.02	60.00

表5 地级及以上城市空气质量优良天数比率

省 份	2012 年	2013 年	2014 年	2015 年	2016 年
北 京	63.36	34.45	34.63	38.15	40.58
天 津	72.08	30.60	35.96	44.84	47.16
河 北	78.96	18.25	23.63	36.94	35.30
山 西	79.81	33.53	40.48	48.35	48.71
内蒙古	90.79	44.12	51.03	61.94	64.05
辽 宁	81.99	44.60	38.99	42.72	53.36
吉 林	86.51	48.35	50.75	50.21	66.86
黑龙江	77.70	50.75	51.30	47.58	63.70
上 海	88.39	52.70	62.61	54.43	61.69
江 苏	76.87	40.70	38.57	48.61	51.39
浙 江	85.13	43.89	44.84	51.58	56.61
安 徽	82.87	36.94	31.60	50.48	54.52
福 建	98.93	88.83	74.37	89.31	97.35
江 西	82.43	48.35	68.24	74.78	77.29
山 东	79.81	21.45	24.94	27.33	34.55
河 南	77.70	28.84	29.00	29.15	32.92
湖 北	78.54	33.35	36.35	38.78	50.03
湖 南	83.32	40.26	46.81	55.91	58.46
广 东	96.83	56.52	63.97	75.18	74.04
广 西	92.76	61.60	67.51	80.20	90.79
海 南	100.00	88.36	90.28	91.75	97.35
重 庆	86.97	42.72	52.70	67.51	66.14
四 川	67.58	29.63	44.84	43.65	44.22
贵 州	92.26	62.61	70.86	87.41	91.77
云 南	99.46	82.38	92.24	92.24	97.88
西 藏	98.93	87.88	78.91	75.59	75.24
陕 西	72.46	32.64	35.39	53.85	39.30
甘 肃	59.73	39.62	52.98	54.43	51.67
青 海	76.05	44.84	57.13	68.61	60.05
宁 夏	81.99	53.56	55.32	56.52	54.23
新 疆	67.22	37.75	41.59	45.33	52.51

参考文献

Anil Rane，Abhijit Nadkarni：《有关印度自杀的系统综述》（英文），《上海精神医学》2014 年第 2 期。

北京市人民政府发布《北京市 2013 ~ 2017 年清洁空气行动计划》，2017 年 9 月 12 日。

陈锰、刘兴会、梁娟：《中国孕产妇死亡率及死亡原因地区差异及对策》，《中国实用妇科与产科杂志》2015 年第 31 卷第 12 期。

陈钊娇、许亮文：《健康城市评估与指标体系研究》，《健康研究》2013 年第 33 卷第 1 期。

丁海峰、马海燕、黄仙红：《2004 ~ 2010 年中国孕产妇死亡率的社会地区差异分析》，《中国妇幼保健》2013 年第 28 卷第 26 期。

董兆举、郝子成、张建文：《法定传染病在流动人口中流行特征及管理对策研究》，《中国农村卫生事业管理》2005 年第 9 期。

杜本峰、张寓：《我国婴儿死亡率的计算及其差异分析》，《西北人口》2014 年第 35 卷第 1 期。

龚引珍：《管理运筹学》，科学出版社，2012。

国务院办公厅：《全国医疗卫生服务体系规划纲要（2015 ~ 2020 年）》，2015 年 3 月 6 日。

国务院：《"十三五"卫生与健康规划》，2016 年 12 月 27 日。

湖南省卫生和计划生育委员会：《湖南省"十三五"卫生与健康规划》，2016 年 10 月 17 日。

环境保护部：《环境空气质量指数（AQI）技术规定（试行）》，2012 年 2 月 29 日。

李丽萍、彭实铖：《发达国家的健康城市模式》，《城乡建设》2007年第5期。

李日邦、王五一、谭见安等：《中国国民的健康指数及其区域差异》，《人文地理》2004年第19卷第3期。

内蒙古自治区卫生和计划生育委员会：《内蒙古自治区健康扶贫工程实施意见》，2016年9月26日。

宁夏回族自治区人民政府：《宁夏回族自治区国民经济和社会发展第十三个五年规划纲要》，2016年2月24日。

彭非、袁卫、惠争勤：《对综合评价方法中指数功效函数的一种改进探讨》，《统计研究》2007年第24卷第12期。

前瞻产业研究院：《中国妇幼医院行业政策环境解读》，2016年8月。

青海省人民政府办公厅：《青海省2017年度大气污染防治实施方案》，2017年5月27日。

山西省人民政府办公厅：《山西省妇女儿童健康行动计划（2014~2015年)》，2014年4月30日。

陕西省人民政府：《陕西省国民经济和社会发展第十三个五年规划纲要》，2016年5月4日。

单菁菁：《建设健康中国：现状、问题与对策》，《中州学刊》2018年第2期。

上海市人民政府：《"健康上海2030"规划纲要》，2017年9月，http：//www. stcsm. gov. cn/gk/ghjh/547432. htm。

沈镭、高丽：《中国西部能源及矿业开发与环境保护协调发展研究》，《中国人口·资源与环境》2013年第23卷第10期。

施晓良：《中央人才援藏政策与西藏全面建成小康社会研究》，硕士学位论文，西藏大学，2017。

世界卫生组织：《2017世界卫生统计报告》，2017年5月。

苏洲市人民政府：《"健康苏州2030"规划纲要》，2017年5月，http：//jsnews. jschina. com. cn/sz/a/201705/t20170511_ 487532. shtml。

陶涛、丛聪:《老年人养老方式选择的影响因素分析——以北京市西城区为例》,《人口与经济》2014 年第 3 期。

天津卫生和计划生育委员会:《天津市医疗卫生服务体系建设规划(2015~2020 年)》,2016 年 10 月 28 日。

田北海、王彩云: 《城乡老年人社会养老服务需求特征及其影响因素——基于对家庭养老替代机制的分析》,《中国农村观察》2014 年第 4 期。

田甜、李军:《西藏地区孕产妇死亡率变化趋势及影响因素分析》,《中国卫生统计》2015 年第 2 期。

王新军、韩春蕾、李继宏:《经济增长、卫生投入与人民健康水平的关系研究》,《山东社会科学》2012 年第 11 期。

卫生部:《三级综合医院评审标准》(2011 年版),2011 年 4 月 18 日。

西藏自治区卫生和计划生育委员会:《西藏自治区 2017 年区外专项引进卫生专业技术人员》,2017 年 11 月。

谢剑峰:《苏州市健康城市指标体系研究》,硕士学位论文,苏州大学,2005。

信楠:《〈内经〉中地理环境气候与健康的关系》,《西部中医药》2012 年第 25 卷第 1 期。

于柏玲、于润吉:《调整卫生费用结构,降低个人卫生支出》,《医学教育管理》2016 年第 2 卷第 1 期。

于海宁、成刚、徐进、王海鹏、常捷、孟庆跃:《我国健康城市建设指标体系比较分析》,《中国卫生政策研究》2012 年第 5 卷第 12 期。

翟羽佳、郭俊、尤海菲、庄润森、胡东生:《国际健康城市计划的理论与实践》,《医学与哲学》2014 年第 35 卷第 7 期。

张杰、景军、吴学雅、孙薇薇、王存同:《中国自杀率下降趋势的社会学分析》,《中国社会科学》2011 年第 5 期。

张军、陈莉敏:《中国出生人口性别比失衡的影响因素及其解决对策》,《重庆理工大学学报》(社会科学版)2017 年第 2 期。

张毓辉、万泉、翟铁民等:《2012 年中国卫生总费用核算结果与分析》,

《中国卫生经济》2014年第33卷第2期。

赵芳:《上海市健康城市建设及其健康促进能力研究》,博士学位论文,复旦大学,2010。

中共中央、国务院:《"健康中国2030"规划纲要》,2016年10月。

中国人民大学中国调查评价中心:《中国发展指数的编制研究》,《中国人民大学学报》2007年第2期。

Kates, Glenn, "A Spate of Teenage Suicides Alarms Russians." *The New York Times*, 19 April 2012.

图书在版编目（CIP）数据

中国健康指数报告 / 荆竹翠编著. －－北京：社会
科学文献出版社，2018.11
ISBN 978 - 7 - 5201 - 3537 - 5

Ⅰ.①中…　Ⅱ.①荆…　Ⅲ.①城市 - 居民 - 健康 - 指
数 - 研究报告 - 中国　Ⅳ.①R195

中国版本图书馆 CIP 数据核字（2018）第 220879 号

中国健康指数报告

编　　著／荆竹翠

出 版 人／谢寿光
项目统筹／佟英磊
责任编辑／胡庆英　孙智敏

出　　版／社会科学文献出版社·社会学出版中心（010）59367159
　　　　　地址：北京市北三环中路甲 29 号院华龙大厦　邮编：100029
　　　　　网址：www. ssap. com. cn
发　　行／市场营销中心（010）59367081　59367018
印　　装／三河市龙林印务有限公司

规　　格／开 本：787mm × 1092mm　1/16
　　　　　印 张：15.25　字 数：233 千字
版　　次／2018 年 11 月第 1 版　2018 年 11 月第 1 次印刷
书　　号／ISBN 978 - 7 - 5201 - 3537 - 5
定　　价／79.00 元